Inhalt

Vorwort.................................... Seite 7

Einleitung................................ Seite 9

1. Schritt:
Warum Diäten nicht funktionieren.. Seite 14

2. Schritt:
Was du unbedingt über deinen
Stoffwechsel wissen musst................ Seite 20

   2.1 Die Verdauung........................ Seite 21
   2.2 Der Blutkreislauf..................... Seite 23
   2.3 Die Leber................................ Seite 24
   2.4 Die Haut................................. Seite 25
   2.5 Die Mitochondrien................. Seite 26
   2.6 Die Muskulatur...................... Seite 27
   2.7 Stoffwechselerkrankungen...... Seite 27

3. Schritt:
Die vier wichtigsten
Stoffwechselprozesse........................ Seite 29

3.1 Zucker- bzw.
 Kohlenhydratstoffwechsel....... Seite 30
3.2 Eiweißstoffwechsel................... Seite 33
3.3 Fettstoffwechsel....................... Seite 34
3.4 Hormone und Enzyme............ Seite 35

4. Schritt:
Was deinen Stoffwechsel negativ
beeinflusst................................ Seite 36

5. Schritt:
Dein Ziel: Ein optimal funktionie-
render Stoffwechsel............................ Seite 46

6. Schritt:
So kurbelst du deinen Stoffwechsel
an und aktivierst dein
Schlankhormon.................................. Seite 51

7. Schritt:
Schlaf dich schlank............................ Seite 59

8. Schritt:
Zünde deinen Stoffwechselturbo
mit Enzymen.. Seite 64

9. Schritt:
Mit intermittierendem Fasten zur
Traumfigur... Seite 69

10. Schritt:
Die 33 besten Fatburner die deinen
Stoffwechsel beschleunigen................ Seite 76

Fazit und Geschenk............................. Seite 87

1fachGESUND..................................... Seite 90

Vorwort
von Dr. med. Wolfgang Maibach

Oft beklagen sich Patienten in meiner Sprechstunde, dass es ihnen nicht gelingt, ihr Gewicht zu reduzieren, obwohl sie nur ganz wenig essen. Im Gegenteil: sie nehmen oft schon von ein paar Salatblättern zu und wissen nicht, woran das liegt. Alle haben schon verschiedene Diäten ausprobiert: leider ohne Erfolg.

Dieser Ratgeber hilft dabei zu verstehen, warum eine Diät letztlich zu einer Gewichtszunahme führt. Der Leser versteht den Zusammenhang zwischen Diät und Stoffwechsel und wie man diesen wieder aktivieren kann. Er wird die Ursachen von Stoffwechselstörungen herausfinden. Er wird auch die große Bedeutung von Enzymen als Schlüsselfunktion beim Abnehmen kennenlernen. Auf leicht verständliche Art wird in zehn Schritten das Thema sehr gut erklärt.

Die Vorschläge sind einfach umsetzbar („Schlaf dich gesund") und sehr motivierend.

Ich kann den Ratgeber „Stoffwechsel beschleunigen" allen Patienten empfehlen, weil hier ganz wichtige Anleitungen zur Entgiftung gegeben werden. Daher wünsche ich diesem Büchlein eine schnelle Verbreitung.

Dr. med. Wolfgang Maibach – Facharzt für Allgemeinmedizin

Einleitung

Trotz größter Bemühungen gelingt es dir nicht, merklich an Gewicht zu verlieren. Egal, welche Diät du ausprobierst und wie diszipliniert du dich an die strikten Vorgaben hältst, die Pfunde schmelzen einfach nicht. Am liebsten würdest du dich frustriert zurückziehen und alle Bemühungen aufgeben. Verzweiflung bringt dich jedoch nicht weiter. Ich möchte dir mit diesem Ratgeber helfen und dir verständlich erklären, wie du stattdessen deinen Stoffwechsel ankurbelst und endlich effektiv abnimmst. Gib nicht auf – auch bei dir wird es funktionieren. Denn das Verstehen des Stoffwechsels ist der entscheidende Schlüssel zu deiner Traumfigur.

Ohne ein grundlegendes Verständnis über die Vorgänge, die permanent in deinem Körper ablaufen, wird es dir nicht möglich sein, deine Situation entscheidend zu beeinflussen. Verstehst du jedoch, wie diese Prozesse funktionieren, kannst du sie auf simplem Wege beeinflussen und deine Ziele so merklich schneller erreichen. Die Macht, deine Situation zu ändern, liegt einzig bei dir. Werde aktiv und handle! Lerne, deinen Stoffwechsel zu verstehen und anzukurbeln!

Wie sieht dein aktueller Lebensstil aus? Schläfst du schlecht, isst du zu schnell und bewegst du dich so wenig wie möglich? In diesem Buch wirst du lernen, warum diese Faktoren deinen Stoffwechsel beeinflussen. Du wirst erfahren, an welchen Punkten deines Lebensstils du Veränderungen vornehmen solltest, um deinen Stoffwechsel anzukurbeln.

Vielfach fehlt die Kenntnis eines gesunden Maßes dieser drei essenziellen Faktoren. Wie viel sollte ich schlafen? Was ist gesundes Essen? Bewege ich mich ausreichend? Antworten auf diese Fragen und viele weitere nützliche Tipps erhältst du in dieser Schritt-für-Schritt-Anleitung. Behutsam und verständlich erkläre ich dir, wie du dein Traumgewicht endlich erreichen kannst.

Verstehe, wieso Diäten dich deinem Ziel nie wirklich näher gebracht haben. Jo-Jo-Effekt und Kaloriendefizit sind dir bereits bekannt? Erweitere dein Wissen und komm runter von der Couch – werde selbst aktiv. Dieses Buch dient nicht dazu, dir trockene Fakten zu vermitteln, die keinen Bezug zu deiner Lebenswirklichkeit haben. Stattdessen erhältst du eine praxisnahe Anleitung, die dir aufzeigt, was du in deinem Alltag ändern kannst, um deinen Stoffwechsel anzutreiben.

Du wirst erstaunt sein wie einfach Abnehmen sein kann. Viele Menschen sind von den schnellen und vor allem nachhaltigen Effekten eines beschleunigten, optimal funktionierenden Stoffwechsels begeistert. Nach Jahren gescheiterter Diäten verlieren sie endlich die verhassten Fettpolster. Bereits nachdem du die ersten Schritte umgesetzt hast, werden Erfolge sichtbar. Die überschüssigen Pfunde beginnen zu verschwinden. Zudem fühlst du dich insgesamt deutlich gesünder und leistungsfähiger als zuvor.

Im Gegensatz zu vielen anderen Methoden setzt die Ankurbelung des Stoffwechsels ausschließlich den menschlichen Körper und den korrekten Umgang mit diesem ein. Teure Hilfsmittel werden zu keinem Zeitpunkt benötigt. Alles was du brauchst, hast du bereits: deinen Körper mit all seinen Zellen und einem erstaunlichen Potenzial.

Eine Umstellung deiner Lebensweise wird erforderlich sein. Aber keine Angst, mit dem Schritt-für-Schritt-Ratgeber werden sich diese Umstellungen jedoch erstaunlich einfach gestalten. Unser heutiger Lebenswandel macht uns häufig krank und beeinträchtigt unseren Stoffwechsel. Verabschiede dich also von Gewohnheiten, die dich jahrelang davon abgehalten haben, an Gewicht zu verlieren. Kehre zu einer natürlicheren Lebensweise zurück, die deinen Stoffwechsel ankurbelt und dir ein besseres Leben ermöglicht.

Eine schlechte Ernährung, ein Mangel an Bewegung und fehlende Regeneration beeinträchtigen zahlreiche Prozesse, die in deinem Körper ablaufen. Durch die Anpassung an den modernen Lebensstil der meisten Menschen schaden wir unserem Körper enorm. Übergewicht ist eines der am häufigsten auftretenden Symptome dieses ungesunden Lebensstils.

Bereits einfache Maßnahmen, die sich problemlos in deinen Tagesablauf integrieren lassen, stellen die Funktionsfähigkeit aller körperlichen Prozesse wieder her. Durch diesen neuen Schwung wird sich dein Körpergewicht drastisch reduzieren können. Bereits nach kurzer Zeit wird deine Traumfigur in greifbarer Nähe sein.

Erfahre mehr darüber, wie Ernährung, Schlaf und Bewegung bestimmte Stoffwechselprozesse in deinem Körper beeinflussen. Lerne, deinen Stoffwechsel durch einen gesunden Lebensstil optimal zu unterstützen. Ausreichende Erholung und gesunde Ernährung tragen dazu bei, deinen Körper in ausreichendem Maße mit allen notwendigen Substanzen zu versorgen und Schäden zu reparieren.

Wusstest du, dass du ohne eine optimale Hormon- und Enzymversorgung niemals erfolgreich abnehmen wirst? Denn dein Stoffwechsel wird durch diese Substanzen gesteuert. Wie du diese Versorgung sicherstellst und wie Hormone und Enzyme in deinem Körper wirken, wirst du hier noch praxisnah erfahren. Du kannst deinem Stoffwechsel wieder zu einer einwandfreien Funktionsweise verhelfen, indem du deinen Stoffwechselturbo mit Enzymen einschaltest und ganz einfach dein Schlankhormon aktivierst.

Neben gesundem Essen kann auch regelmäßiges Fasten den Stoffwechsel positiv beeinflussen. War dir bisher bewusst, dass unzählige verschiedene Fastenmethoden existieren? In diesem Ratgeber erfährst du, welche sinnvoll sind und dir beim Abnehmen helfen können.

Lerne die nötigen Maßnahmen kennen und Schritt für Schritt umzusetzen. So kurbelst du deinen Stoffwechsel effektiv an und nimmst endlich ab – dauerhaft und ohne ungesunde Nebenwirkungen.

1. Schritt:
Warum Diäten nicht funktionieren

Diäten verheißen schnelle Erfolge. Ohne große Mühe zum Traumgewicht, über Nacht schlank, abnehmen ohne zu hungern – Diäten klingen vielversprechend. In der Realität führen sie zumeist jedoch nicht zu den gewünschten Erfolgen. Da du nun dieses Buch liest, wirst auch du von Diäten enttäuscht worden sein. Im Folgenden erfährst du, warum Diäten in der Praxis nur selten funktionieren.

Der gefürchtete Jo-Jo-Effekt nach einer Diät ist dir sicherlich bekannt. Zunächst scheint die Diät tatsächlich Wunder zu bewirken. Das überschüssige Körperfett schmilzt im Rekordtempo. Freunde und Bekannte beneiden dich um deine neue Figur. Doch kaum endet die Diät, kehren die Pfunde doppelt zurück.

Dieses Phänomen ist recht einfach zu erklären. Hungerst du, wird dies von deinem Körper wahrgenommen. Er beginnt daraufhin, die gespeicherten Reserven zur Energiegewinnung zu verbrennen, um die wichtigsten Körperfunktionen aufrechterhalten zu können. Endet die Zeit des Hungerns dann wieder, strebt dein Körper danach, noch größere Reserven aufzubauen, um besser für die nächste Hungerperiode gerüstet zu sein. Dein Körper kann nicht unterscheiden zwischen einer bewusst durchgeführten Diät und einem ungewollten Hungerzustand. Der Hunger zeigt ihm an, dass er noch größere Reserven aufbauen muss, sobald wieder eine Möglichkeit dazu besteht. Dadurch nimmst du automatisch wieder an Gewicht zu, wenn die Diät beendet ist.

Ein weiterer wichtiger Punkt, den viele bei einer Diät außer Acht lassen ist der, dass sich durch die meistens starke Kalorienreduktion dein Stoffwechsel deutlich verlangsamt, er schläft regelrecht ein. Damit das nicht passiert und dein Stoffwechsel richtig läuft, benötigt er genügend Treibstoff.

Viele Diäten sind außerdem mit gesundheitlichen Risiken behaftet. Vor allem „Nulldiäten" und sehr einseitige Ernährungsformen führen zu einer drastischen Unterversorgung deines Körpers. Wertvolle Nährstoffe werden nicht mehr oder nur noch in sehr geringen Mengen aufgenommen. In der Folge können ernst zu nehmende Mangelerscheinungen auftreten.

Der Sinn der Nahrungsaufnahme besteht ja darin, deinen Körper optimal mit Energie und Nährstoffen zu versorgen. Ohne Energie, die zumeist in Kilokalorien angegeben wird, kannst du nicht überleben. Dein Körper benötigt Energie, um lebenswichtige Funktionen ausführen zu können. Diese Energie kann mit dem Treibstoff eines Autos verglichen werden, tankst du nicht, steht der Wagen still. Entsprechend musst du Energie zuführen, um deinen Körper am Laufen zu halten.

Die minimal benötigte Energie, die dein Körper ohne jegliche Bewegung braucht, wird als Grundumsatz bezeichnet. Jede ausgeführte Bewegung erhöht den Energieumsatz, je mehr du dich bewegst, desto mehr Energie verbrauchst du. Entsprechend musst du mehr Energie zuführen, wenn du körperlich aktiver bist. Ein moderates Kaloriendefizit wird von jeder Diät angestrebt. Nehmen wir mal an, du machst eine Diät, bei der du ca. zehn Prozent weniger Kalorien zuführst, als dein Körper braucht. Um die fehlenden zehn Prozent zu gewinnen, verbrennt dein Körper Energie aus seinen Reserven – du nimmst ab.

Drastische Kaloriendefizite können jedoch nicht über einen längeren Zeitraum hinweg von deinem Körper kompensiert werden, ohne dass Beeinträchtigungen auftreten. Ab einem bestimmten Zeitpunkt ist es deinem Körper schlichtweg nicht mehr möglich, ausreichend Energie aufzubringen. Ein solcher Zustand stellt eine ernsthafte Gefahr für deine Gesundheit dar.

Weiterhin benötigen deine Zellen zahlreiche Nährstoffe, um ihre Aufgaben korrekt ausführen zu können. Schränkst du die Nahrungsaufnahme stark ein, ist die Versorgung mit diesen Nährstoffen gefährdet. In diesem Fall kann es zu Mangelerscheinungen kommen.

Die wohl bekanntesten Nährstoffe sind die Vitamine. Die einzelnen Vitamine sind an zahlreichen unterschiedlichen Prozessen beteiligt, die in deinem Körper ablaufen. Nimmst du nun nicht genügend Vitamine auf, fehlt bei diesen Prozessen ein Zahnrad. Der jeweilige Prozess ist somit gestört und kann nicht korrekt ablaufen. Da ein einzelnes Vitamin jedoch nicht nur einen einzigen, sondern zahlreiche körperliche Prozesse entscheidend beeinflusst, treten an vielen verschiedenen Stellen Störungen auf.

Eine bekannte Mangelerkrankung ist Skorbut. Bei dieser als Seefahrerkrankheit bekannt gewordenen Erscheinung, handelt es sich um einen Mangel an Vitamin C. Skorbut macht sich durch sehr unterschiedliche Symptome, von Zahnfleischbluten über Müdigkeit bis hin zu Durchfall, bemerkbar. An diesem Beispiel kannst du sehen, dass die verschiedenen Nährstoffe unbedingt benötigt werden. Niemand sollte zugunsten seiner Traumfigur auf die Zufuhr lebenswichtiger Nährstoffe verzichten.

Der während einer Diät auftretende Hunger ist ein Signal deines Körpers. Er versucht dich dazu zu bewegen, Energie und Nährstoffe aufzunehmen. Wird dieses Signal von dir ignoriert, treten neben den bereits beschriebenen körperlichen auch psychische Folgen auf. Vielleicht kommt dir dieser Zustand bekannt vor, wenn du eine Diät durchführst: Du fühlst dich häufig gereizt und bist launisch. Darüber hinaus, leidest du unter Heißhungerattacken, bist nervös und unkonzentriert. Über diesen Heißhunger versucht dein Körper, die Nahrungsaufnahme zu erzwingen. Häufig gibst du diesem Heißhunger nach und bist dann frustriert, dass du deine Diät nicht durchgehalten hast.

Zudem solltest du den finanziellen Faktor einiger Wunderdiäten beachten. In vielen Fällen müssen überteuerte Shakes oder Tabletten erworben werden. Auch die Seriosität der Anbieter kann nicht in jedem Fall überprüft werden. Wenn du an einen unseriösen Anbieter gerätst, setzt du dich einer enormen Gesundheitsgefahr aus. Vor allem ausländische Hersteller vertreiben Produkte, die verschreibungspflichtige oder gesundheitsschädliche Stoffe enthalten können.

Das muss nicht sein, eine dauerhafte Gewichtsreduzierung geht auch anders und vor allem gesünder ohne Quälereien und ohne teure Produkte. Um dahin zu kommen, erhältst im nächsten Schritt noch einiges an Hintergrundwissen, was wichtig ist, damit du die Funktionen deines Körpers besser verstehst.

2. Schritt:
Was du unbedingt über deinen Stoffwechsel wissen musst

Den Begriff des Stoffwechsels hören wir beinahe täglich. Dennoch wissen wir ihn nur selten korrekt einzuordnen. Viele Menschen nehmen an, es handele sich bei diesem Prozess vorrangig um die Verdauung – ein Irrtum. Grob gesagt stellt jeder Prozess, der innerhalb der Zellen deines Körpers abläuft einen Stoffwechsel dar. Stoffe werden aufgenommen, umgebaut, abgebaut, verändert und ausgeschieden. All diese Prozesse laufen millionenfach in deinem Körper ab, ohne dass du etwas davon merken würdest. Der Stoffwechsel, medizinisch als Metabolismus bezeichnet, ist die Grundlage aller lebenswichtigen Vorgänge. Ohne einen funktionierenden Stoffwechsel könntest du nicht leben.

Die Grundlage des Stoffwechsels besteht in der Veränderung der Bestandteile aller zugeführten Nährstoffe in den Zellen deines Körpers. In verschiedenen Körperzellen werden diese Nahrungsbestandteile abgebaut, umgebaut und zu neuen Produkten verwandelt. Gesteuert werden die vielfältigen Stoffwechselprozesse vor allem durch das Hormon- und Nervensystem. Darüber hinaus beeinflussen auch verschiedene Umweltfaktoren den Stoffwechsel. Die Temperatur übt beispielsweise einen recht großen Einfluss auf den Stoffwechsel aus. Zahlreiche Organe des menschlichen Körpers sind am Metabolismus beteiligt. Diese möchte ich dir im Folgenden kurz vorstellen.

2.1 Die Verdauung

Die Verdauung ist gewissermaßen die Grundvoraussetzung eines funktionierenden Stoffwechsels. Um alle Aufgaben erfüllen zu können, benötigt dein Körper ausreichend Energie. Diese wird über die Nahrung bereitgestellt. Dein Körper zieht die Energie aus den Makronährstoffen. Zu diesen zählen Kohlenhydrate, Fette und Proteine. Nachdem du diese Stoffe mit der Nahrung aufgenommen hast, gelangen sie in den Verdauungstrakt. Im Magen und im Darm werden die Makronährstoffe in ihre Bestandteile zerlegt. Hier ist zwischen den einzelnen Makronährstoffen zu unterscheiden.

Kohlenhydrate
Kohlenhydrate bestehen aus verketteten Mehrfachzuckern. Im Rahmen der Verdauung müssen sie zu Einfachzuckern zerlegt werden, die

von deinem Körper verwertet werden können. Ist diese Zerlegung abgeschlossen, gelangen die Einfachzucker über das Blut in die Zellen. Dort findet der eigentliche Stoffwechselprozess statt: Die Zuckermoleküle werden zur Energiegewinnung verbrannt. Steht bereits genügend Energie zur Verfügung, werden die aufgenommenen Zuckermoleküle nicht direkt benötigt. Sie gelangen dann über das Blut zur Leber und zur Muskulatur, wo sie wieder zu Mehrfachzuckern zusammengesetzt und gespeichert werden.

Proteine
Proteine heißen auch Eiweiße. Die Grundbausteine der Eiweiße sind Aminosäuren. Das Ziel der Verdauung besteht darin, die Proteine in einzelne Aminosäuren zu zerlegen. Ist dieser Prozess abgeschlossen, gelangen die Aminosäuren über das Blut zu den Zellen. Sie werden vorrangig zum Aufbau von Körpermasse benötigt. Aus ihnen werden Muskelzellen, Hormone und Enzyme hergestellt.

Fette
Fette, auch Lipide genannt, sind die wichtigsten Energieträger. Sie dienen der Energiegewinnung. Außerdem werden sie zur Bildung von Hormonen und Botenstoffen eingesetzt. Überschüssiges Fett wird in den Fettzellen gespei-

chert.

Nimmst du mehr Nahrung zu dir, als du brauchst, werden diese überschüssigen Nährstoffe gespeichert. Dein Körper legt also einen Vorrat an, auf den er in schlechten Zeiten zurückgreifen kann. Du bemerkst diese Einlagerungen durch den Anstieg des Körpergewichts sowie durch unschöne Fettpölsterchen.

Jeder Mensch hat seinen ganz eigenen Energiebedarf, der von der individuellen Beschaffenheit und von der körperlichen Aktivität abhängig ist. Je aktiver du bist, desto mehr Energie benötigst du. Führst du weniger Energie zu, als du benötigst, nimmst du ab. Deckst du exakt deinen Energiebedarf, hältst du dein Gewicht. Nimmst du hingegen mehr Energie auf, als dein Körper benötigt, legst du an Gewicht zu.

2.2 Der Blutkreislauf

Der Blutkreislauf dient im Rahmen des Stoffwechsels als Transportweg der Nährstoffe. Nachdem diese im Darm aufgespalten wurden, gelangen sie ins Blut. Der Blutkreislauf durchzieht deinen gesamten Körper. Jede lebende Zelle deines Körpers wird über das Blut mit

Nährstoffen versorgt. Der Blutkreislauf stellt als Transportweg also die Versorgung jeder einzelnen Zelle sicher.

2.3 Die Leber

Die Leber ist das wichtigste Organ für deinen Stoffwechsel. Sie kann am ehesten mit einer Fabrik verglichen werden, die chemische Stoffe ab- und umbaut. Das Organ befindet sich im rechten Oberbauch und ist 1.500 bis 2.000 Gramm schwer. Über den Blutkreislauf gelangen die zerlegten Nährstoffe zunächst zur Leber. Für diesen Transport ist die sogenannte Pfortader (vena portae) zuständig. Neben Nährstoffen werden auch giftige Stoffe, Abbauprodukte der Milz und Hormone aus der Bauchspeicheldrüse zur Leber geführt. Diese nimmt eine entgiftende Funktion ein. Giftige Stoffe werden in der Leber schrittweise abgebaut und anschließend ausgeschieden. So erfolgt auch die Metabolisierung des Alkohols in der Leber. Eine weitere Aufgabe der Leber besteht in der Produktion von Galle, die für die Verdauung benötigt wird.

Die Leber übernimmt also wichtige Stoffwechselaufgaben, in dem sie schädliche Stoffe abbaut, Nährstoffe speichert und die für die Verdauung sehr wichtige Gallenflüssigkeit produziert.

2.4 Die Haut

Die Haut stellt das größte Organ des menschlichen Körpers dar. Sie dient vor allem dem Schutz gegen äußere Einflüsse. Darüber hinaus nimmt sie jedoch auch zahlreiche andere Aufgaben wahr. So ist sie beispielsweise an der Regulation der Körpertemperatur und des Flüssigkeitshaushaltes beteiligt. Hinsichtlich des Stoffwechsels übernimmt sie vor allem zwei entscheidende Aufgaben.

Die Erste wichtige Aufgabe ist die Produktion des Sonnenvitamins Vitamin D, die über die Haut stattfindet. Begibst du dich in die Sonne, regt die UV-Strahlung die Bildung dieses Vitamins in deiner Haut an. Vitamin D ist ein lebenswichtiger Stoff, der über die Nahrung nur in unwesentlichen Mengen zugeführt werden kann. Gehst du nicht in ausreichendem Maße ins Freie, muss Vitamin D über Nahrungsergänzungsmittel zugeführt werden. Das Vitamin sorgt unter anderem für die korrekte Funktion deines Immunsystems und die Stabilität deiner

Knochen. Gerade im Winter solltest du auf eine ausreichende Versorgung achten, damit dein Stoffwechsel richtig funktionieren kann.

Die zweite wichtige Aufgabe deiner Haut ist die Regulation deines Salzhaushaltes. Diese Stoffwechselfunktion ist ebenfalls sehr wichtig für deine Gesundheit. Viele deiner Körperzellen sind auf einen stabilen Salz- und Mineraliengehalt angewiesen. Das Aufrechterhalten dieser Konzentrationen ist eine der Funktionen, die deine Haut übernimmt. Überschüssiges Salz scheidet sie mit dem Schweiß aus. Deshalb schmeckt Schweiß meist salzig.

2.5 Die Mitochondrien

Mitochondrien sind kleine Zellorgane, die in jeder deiner Zellen vorhanden sind, zum Beispiel in den Sinneszellen, den Nervenzellen und in der Muskulatur. Die Energie, die dein Körper über die Nahrung aufnimmt, gelangt über das Blut in jede Zelle. Um die Energie aus der Nahrung zu nutzen oder zu speichern, muss sie erst verbrannt werden. Das ist ähnlich wie Benzin in einem Motor. Diese Aufgabe des Verbrennens übernehmen die Mitochondrien, die daher auch als Kraftwerke des Körpers bezeichnet werden.

Ohne Mitochondrien kann keine Energie erzeugt werden, ein Stoffwechsel wäre nicht möglich.

2.6 Die Muskulatur

Jahrzehntelang galt der Muskel lediglich als Träger des Körpergewichts. Heute wissen Mediziner und Sportwissenschaftler, dass die Muskulatur zahlreiche weitere Aufgaben erfüllt. Heute gilt sie als Schlüssel zur Regulation des Stoffwechsels.

Durch die positiven Effekte des Sports und dem damit verbunden Training und Aufbau der Muskulatur, kannst du deinen Stoffwechsel deutlich verbessern.

2.7 Stoffwechselerkrankungen

Stoffwechselerkrankungen können wichtige Kreisläufe deines Körpers durcheinander bringen. Eine Störung deines Stoffwechsels liegt dann vor, wenn die Verwertung einzelner Nährstoffe nicht korrekt funktioniert und fehlende Substanzen nicht an ihren Bestimmungsort in der Zelle gelangen können. Ist dein Stoffwechsel gestört, können zahlreiche Erkrankungen auftreten. Die bekannteste Stoffwechselstörung, Diabetes mellitus, ist beispielsweise eine Erkrankung des Kohlenhydratstoffwechsels.

Kurzum: Funktioniert dein Stoffwechsel nicht richtig, kommt es zu Erkrankungen und damit einhergehend meistens auch zu einer Gewichtszunahme. Dein Stoffwechsel entscheidet also darüber, ob du dick oder dünn, krank oder gesund bist.

3. Schritt:
Die vier wichtigsten Stoffwechselprozesse

Der Prozess des Um- oder Abbaus, der Verwertung sowie der Ausscheidung von Stoffen, wird unter dem Begriff des Stoffwechsels zusammengefasst. Die Nahrung, die du täglich zu dir nimmst, setzt sich aus zahlreichen verschiedenen Stoffen zusammen, die einen Einfluss auf die Funktionen deines Körpers haben. Nachdem du gegessen hast, gelangen diese Stoffe in den Verdauungstrakt, wo sie getrennt und aufgespalten werden. Die Endprodukte dieser Verwertung gelangen über das Blut in die einzelnen Zellen des Körpers. Hier ist eine vielfältige Verwendung möglich. Fette und Kohlenhydrate werden dort zur Energiegewinnung verbrannt. Proteine dienen dem Aufbau und der Erneuerung der Zellen deines Körpers.

Die einzelnen Stoffwechselprozesse üben einen entscheidenden Einfluss auf deine körperliche Verfassung aus. Nur, wenn alle Prozesse ohne Fehler ablaufen, bist du gesund. Ist der Stoffwechsel beeinträchtigt, können Schadstoffe nicht ordnungsgemäß ausgeschieden werden oder wichtige Nährstoffe können von den entsprechenden Zellen nicht korrekt verwertet werden.

Eine Beeinflussung des Stoffwechsels ist auf vielen Wegen möglich. Vor allem ein gesunder Lebensstil führt zur optimalen Funktionsweise des menschlichen Stoffwechsels. Wie läuft der Stoffwechsel in deinem Körper überhaupt ab? Was in den Zellen deines Körpers geschieht, erfährst du nachfolgend.

3.1 Zucker- bzw. Kohlenhydratstoffwechsel

Unter dem Begriff Zucker verstehst du aller Wahrscheinlichkeit nach eine süße, kristalline Substanz, die in Süßigkeiten vorhanden ist. Diese Definition ist jedoch deutlich zu eng gefasst. Es gibt Einfachzucker, denen zum Beispiel der Traubenzucker zugeordnet ist. Zu den bekanntesten Zweifachzuckern gehört der normale Haushaltszucker. Außerdem gibt es noch eine ganze Reihe an Mehrfachzuckern und Zuckerketten, die auch als Polysaccharide bezeichnet werden. Hierbei sind mehrere Zuckermoleküle miteinander verbunden. Diese verketteten Zuckermoleküle sind im Gegensatz zum herkömmlichen Zucker äußerst gesund, da sie wertvolle Energie liefern und vor allem in nährstoffreichen Lebensmitteln vorkommen.

Darüber hinaus existieren noch zahlreiche weitere Zucker. Diese verschiedenen Zucker sind den Kohlenhydraten zugeordnet, welche sich in vielen Lebensmitteln befinden. Zu den Kohlenhydraten zählen alle Stoffe, die Zucker als Bausteine einsetzen.

Woran bei Zucker kaum einer denkt, ist die Tatsache, dass Kohlenhydrate aus diesen Zuckerketten bestehen, die in großen Mengen in Kartoffeln, Getreideprodukten und Hülsenfrüchten vorhanden sind.

Nachdem du ein kohlenhydrathaltiges Lebensmittel gegessen hast, gelangt dieses in den Verdauungstrakt. Dort helfen Enzyme dabei, dass es in seine Bestandteile zerkleinert wird. Bei Enzymen handelt es sich um einen biochemischen Katalysator, der die Stoffwechselvorgänge beschleunigt. Die Stoffe, die die Zuckermoleküle bearbeiten, kannst du dir als eine Art winzige Schere vorstellen. Sie teilen die Nahrungsmittel auf und lösen die einzelnen Bestandteile heraus. Diese Arbeit nimmt einige Zeit in Anspruch. Liegen dann die einzelnen Zuckermoleküle vor, werden diese ins Blut abgegeben, von wo aus sie in die Zellen deines Körpers gelangen.

Nimmst du hingegen herkömmlichen Zucker auf, müssen die Enzyme in deinem Verdauungstrakt kaum arbeiten. Die Zuckermoleküle können schon nach kurzer Zeit massenhaft ins Blut abgegeben werden. Dieser schnelle Anstieg des Zuckeranteils im Blut ist für deinen Körper jedoch nicht vorteilhaft. Denn als Nächstes müssen die Zuckermoleküle in die Zellen gelangen, in denen sie benötigt werden. Diese Aufgabe übernimmt ein Hormon namens Insulin. Gelangt viel Zucker auf einmal ins Blut, muss sehr viel Insulin ausgeschüttet werden, um den Zucker in die Zellen zu befördern. Dies kann, wenn es öfter geschieht, jedoch negative Folgen haben.

Isst du Kohlenhydrate, also längere Zuckerketten, sind die Enzyme längere Zeit mit dem Herauslösen der einzelnen Zuckermoleküle beschäftigt. Dies führt dazu, dass nach und nach nur geringe Mengen Zucker ins Blut gelangen. So muss nur wenig Insulin ausgeschüttet werden, um den Zucker in die Zellen zu bringen. Das Insulin transportiert den Zucker jedoch nicht selbst zu den Zellen, diese Aufgabe übernimmt das Blut. Das Insulin dockt stattdessen an Rezeptoren der Zelle an, die Zucker benötigt. Es fungiert also als Bote, der zu der Zelle eilt und dieser mitteilt, dass sie sich darauf vorbereiten soll, den bald ankommenden Zucker aufzunehmen. In den Zellen wird der Zucker als Energielieferant eingesetzt. Er wird dort verbrannt und treibt alle Vorgänge als Brennstoff an.

3.2 Eiweißstoffwechsel

Eiweiße werden in der Fachsprache auch als Proteine bezeichnet. Nachdem du Proteine verzehrt hast, gelangen sie in den Verdauungstrakt. Dort befinden sich neben den für den Zucker zuständigen Enzymen auch solche, die auf die Verarbeitung der Proteine spezialisiert sind. Sie trennen die Eiweiße nach ihrer Ankunft in einzelne Bausteine auf. Die Bausteine der Eiweiße heißen Aminosäuren und sind für unseren Körper enorm wichtig, da unsere Zellen aus ihnen aufgebaut sind.

Nachdem die Enzyme ihre Arbeit erledigt haben, werden die Aminosäuren ins Blut abgegeben. Von dort aus gelangen sie zu den Zellen, von denen sie momentan benötigt werden. In diesen Zellen werden sie als Bausteine eingesetzt. Sollen beispielsweise Muskeln aufgebaut werden, benötigen wir die Aminosäuren, die die Enzyme aus den Proteinen herauslösen.

3.3 Fettstoffwechsel

Fette kennst du bisher wahrscheinlich als ungesunde Dickmacher. Diese Sichtweise verschweigt jedoch die positiven Effekte der Fette. Nehmen wir Fette mit der Nahrung auf, gelangen auch diese in den Verdauungstrakt. Dort warten bereits auf Fette spezialisierte Enzyme. Diese helfen dabei, die Fette und Fettsäuren in kleine Tröpfchen zu zerlegen. Diese Tröpfchen wiederum gelangen ins Blut und werden von dort aus zu den Zellen transportiert.

Den Transport der Fetttröpfchen übernehmen sogenannte Lipoproteine. Diese kannst du dir als kleine Schiffe vorstellen, die mit den Fetttröpfchen beladen durch das Blut schwimmen. In den Zellen wird das Fett entweder als Energiebringer verbrannt oder als Baustein zur Herstellung verschiedener Substanzen eingesetzt. So werden beispielsweise einige Botenstoffe aus Fetten hergestellt. Auch die Membranen, die die einzelnen Zellen schützen, werden aus Fetten gebildet.

3.4 Hormone und Enzyme

Wie du den Ausführungen oben entnehmen kannst, nehmen Hormone und Enzyme eine wichtige Rolle im Stoffwechsel ein. Ohne ihre Arbeit könnte unser Stoffwechsel nicht korrekt ablaufen, sie sind somit unverzichtbar. Während Enzyme dabei helfen, beispielsweise beim Auftrennen der Kohlenhydrate, Proteine und Fette, sind Hormone wie das Insulin als Botenstoffe tätig. Sie überbringen eine Botschaft an einzelne Zellen und veranlassen diese somit, bestimmte Dinge zu tun oder zu unterlassen. Bereits winzige Mengen eines Hormons genügen, um eine große Wirkung auszulösen. Wie du mit der Beeinflussung deiner Hormone und der Aufnahme von den richtigen Enzymen deinen Stoffwechsel enorm ankurbeln kannst, um dadurch endlich Gewicht zu verlieren, erfährst du noch im weiteren Verlauf des Buches.

4. Schritt:
Was deinen Stoffwechsel negativ beeinflusst

Zahlreiche Lebensweisen und Angewohnheiten beeinflussen den Stoffwechsel negativ. Scheitern deine Abnehmversuche, ist es an der Zeit, deinen Lebensstil allgemein zu überdenken. Besonders die Ernährungs-, Bewegungs- und Schlafgewohnheiten üben einen enormen Einfluss auf den Stoffwechsel aus. Achte zukünftig darauf, ob du die nachfolgend aufgeführten negativen Gewohnheiten in deinem Alltag erkennst. Ist dies der Fall, solltest du dringend etwas ändern.

Befolgst du einige einfache Regeln und stellst die im Folgenden aufgeführten ungünstigen Verhaltensweisen ab, zeigen sich schnell erste Erfolge, da dein Stoffwechsel nicht mehr behindert wird.

Fast-Food
Da wir oft nur wenig Zeit zum Essen haben, ständig gestresst sind und Kochen sowie die Aufnahme von Nahrung als Zeitverschwendung empfinden, greifen wir häufig zu Fertiggerichten und Fast-Food. Das schnelle Essen scheint zahlreiche Vorteile zu bieten, reduziert es den

nötigen Aufwand doch auf ein Minimum. Auch im Gehen oder zwischen zwei Terminen lassen sich Burger und Co problemlos verzehren. Möglicherweise schlingst du das Essen regelrecht herunter, um noch mehr Zeit einzusparen.

Die Nährwerte des Essens spielen für uns meistens keine Rolle. Es muss sättigen, schnell verfügbar und ebenso schnell verzehrt sein. Wir stellen lediglich minimale Anforderungen an unsere Nahrung.

Zukünftig solltest du genauer hinsehen. Darüber hinaus ist es dringend notwendig, deine allgemeine Einstellung gegenüber deiner Ernährung zu überdenken. Fast-Food ist enorm energiereich, enthält jedoch nur wenige wichtige Nährstoffe. So deckst du einen Großteil deines Energiebedarfs, ohne jedoch einen wesentlichen Beitrag zur Deckung deines Nährstoffbedarfs zu leisten.

Deiner Gesundheit sowie deiner Figur schadet der Verzehr von zu viel Fast-Food enorm. Eine solche Ernährungsweise hindert deinen Stoffwechsel an seiner Arbeit. Er bekommt zu wenige Vitalstoffe, die er aber dringend benötigt, um auf Dauer gut funktionieren zu können. Verzichte also lieber in Zukunft so oft es dir möglich ist auf Fast-Food! Koche stattdessen selbst und greife zu nährstoffreichen Produkten.

Unregelmäßige Mahlzeiten
Eng mit dem Zeitmangel verbunden ist das oft auftauchende Problem, dass wir keine regelmäßigen Essenszeiten einhalten können. Bedingt durch beruflichen Stress und strikte Arbeitszeiten ist es uns nicht immer möglich, täglich zur gleichen Zeit eine Mahlzeit zu uns zu nehmen. Für ein gesundes Frühstück am Morgen nehmen sich die wenigsten ausreichend Zeit. Stattdessen wird am Vormittag immer wieder zwischendurch mal hier, mal da etwas Ungesundes reingeschoben und mit viel Kaffee nachgespült. Das Mittagessen zögert sich gelegentlich bis 17 Uhr hinaus und für das Abendessen ist erst um 21 Uhr ausreichend Zeit vorhanden. An anderen Tagen wiederum wird eine Mahlzeit komplett ausgelassen oder durch einen Snack ersetzt, während am Wochenende drei umfangreiche Mahlzeiten gegessen werden.

Wenn dir diese Unregelmäßigkeit der Nahrungszufuhr bekannt vorkommt, solltest du wissen, dass du auf diese Weise deinen Stoffwechsel ausbremst, da dein Körper nicht konstant mit Nährstoffen und Energie versorgt wird. Achte also in Zukunft darauf, täglich zur gleichen Uhrzeit eine etwa gleich große Mahlzeit zu dir zu nehmen. Da dies im Arbeitsalltag nicht immer so einfach umsetzbar ist, solltest du schon im Vorfeld Vorbereitungen treffen und dir Mahlzeiten zum Mitnehmen zuhause vorbereiten.

Flüssigkeitsmangel
Achtest du während du arbeitest darauf, genügend zu trinken? Dein Körper muss permanent mit Wasser versorgt sein, um seine Aufgaben optimal erfüllen zu können. Kommt es häufiger vor, dass du bis zum Mittagessen nicht mehr als eine Tasse Kaffee getrunken hast? Dann ändere etwas! Du musst zwingend darauf achten, regelmäßig Wasser zu trinken. Pro Tag solltest du etwa zwei Liter Flüssigkeit aufnehmen. Nehme ab jetzt immer eine Flasche Wasser mit, wenn du das Haus verlässt. So wirst du daran erinnert, genug zu trinken. Trinkst du mehrere Stunden nichts, laufen die Prozesse in deinem Körper nicht mehr optimal ab, da Flüssigkeit fehlt. Auch der Stoffwechsel wird so ausgebremst. Um dir der Bedeutung des Trinkens bewusst zu werden, solltest du dich immer daran erinnern, dass dein Körper größtenteils aus Wasser besteht.

Nährstoff- und Eisenmangel
Wählst du dein Essen nicht nach gesundheitli-

chen Aspekten aus, besteht die Gefahr eines Nährstoffmangels. Greifst du vermehrt zu Fast-Food und Fertigprodukten kann es dazu kommen, dass wichtige Stoffe nicht in ausreichendem Maße zugeführt werden. Weit verbreitet ist beispielsweise ein Eisenmangel. Entgegenwirken kannst du, indem du deine Lebensmittel bewusst auswählst. Bei einem bestehenden Eisenmangel ist es empfehlenswert mehr grünes Blattgemüse zu essen.

Für einen optimal funktionierenden Stoffwechsel sind auch die Stoffe Vitamin A, Vitamin D, Zink, Jod und Selen von Bedeutung, deren Notwendigkeit vielen Menschen nicht bewusst ist. Bei deinem Hausarzt kannst du über ein großes Blutbild abklären lassen, ob bei dir ein Mangel dieser Stoffe vorliegt.

Willst du endlich abnehmen, indem du deinen Stoffwechsel ankurbelst, solltest du auf Zucker und stark verarbeitete Kohlenhydrate verzichten. Diese wirken sich negativ auf deinen Stoffwechsel aus und können dich langfristig gesehen sogar krank machen. Stattdessen bieten sich frische, möglichst unverarbeitete Lebensmittel an.

Auch die Eiweißzufuhr kannst du durch eine ausgewogene Ernährung sicherstellen. Als gute pflanzliche Eiweißquellen eignen sich zum Beispiel Hülsenfrüchte, Sojaprodukte, Nüsse, Quinoa und Reis. Auch Fisch, Eier und Geflügel sind in Maßen empfehlenswert.

Sitzen und einseitiger Sport
Zu langes Sitzen und einseitiger Sport wirken sich negativ auf deinen Stoffwechsel aus. Auch deine allgemeine Gesundheit wird beeinträchtigt. Beobachte dich im Alltag genau. Fällt dir auf, dass du lange Zeit sitzt, ohne dich nennenswert zu bewegen, musst du etwas ändern. Stehe während der Arbeit auf und bewege dich einige Schritte. Lege regelmäßige Pausen ein, in denen du auf und ab gehst.

Bewegung und Sport trainieren darüber hinaus den Fettstoffwechsel. Der Körper verlernt die Fettverbrennung, wenn wir uns nicht ausreichend bewegen, da er sie kaum noch benötigt. Je regelmäßiger wir Sport treiben, desto besser funktioniert unsere Fettverbrennung. Denn das ist so: Bewegung führt zu einem erhöhten Energiebedarf. Je höher dein Energiebedarf ist, desto mehr musst du essen. Bezogen auf das Abnehmen bedeutet dies, dass sportliche Aktivität dir die Möglichkeit bietet, mehr zu essen und dennoch abzunehmen.

Sport hilft dir also dabei, deinen Stoffwechsel anzukurbeln. Wirst du jedoch einseitig tätig, schadest du dir und untergräbst deine Bemühungen. Um bestmögliche Ergebnisse zu erzielen, bietet sich eine Kombination aus Kraft- und Ausdauertraining an. Joggst du ausschließlich oder hebst du nur Gewichte, vernachlässigst du das jeweils andere Training. Dein Stoffwechsel wird jedoch nur dann ideal gefördert, wenn du beide Trainingsarten kombinierst.

Wenig erholsamer Schlaf
Denkst du, dass Schlafen verschwendete Zeit ist? Bleibst du gerne bis spät in die Nacht wach und zuckst beim frühmorgendlichen Klingeln des Weckers regelmäßig zusammen? Auf diesem Wege torpedierst du deine Abnehmbemühungen.

Während du schläfst, regeneriert sich dein Körper. Schläfst du zu wenig oder nicht erholsam genug, kann die Regeneration nicht in vollem Umfang stattfinden. Dies macht sich am nächsten Tag durch Müdigkeit, Konzentrationsprobleme und eingeschränkte Leistungsfähigkeit bemerkbar. Auch dein Stoffwechsel leidet unter der fehlenden Regeneration.

Schläfst du ausreichend und erholsam, kann

dein Körper optimal arbeiten. Dein Stoffwechsel profitiert ebenfalls. Versuche also in Zukunft, früh ins Bett zu gehen und sorge so für einen angenehmen und erholsamen Schlaf. Entferne elektronische Geräte aus deinem Schlafzimmer, dunkle es ab, belüfte es gut und schaffe dir eine rückenfreundliche Matratze an. So unterstützt du deinen Körper bei seiner Regeneration.

Übermäßiger Alkoholkonsum
Triffst du dich mit Freunden, willst du nicht auf dein Bier verzichten. Auch nach einem anstrengenden Arbeitstag gehört das Feierabendbier bei dir zum guten Ton. Diese schädlichen Angewohnheiten solltest du überdenken!

Zu viel Alkohol ist gesundheitsschädlich und hindert dich daran Gewicht zu verlieren. Die Aufnahme von Vitaminen und Mineralstoffen wird durch Alkohol behindert, deine Leber wird geschädigt und dein Stoffwechsel insgesamt beeinträchtigt. Alkohol hemmt den Abbau von Fett und enthält außerdem viele Kalorien.

Aus diesen Gründen solltest du fortan deinen Konsum von Alkohol einschränken. Die weitverbreitete Behauptung, Alkohol würde die Verdauung fördern, entspricht nicht der Wahrheit.

Stattdessen hemmt Alkohol die Verdauungsenzyme, sodass sich deine Verdauung verlangsamt und deine Stoffwechselprozesse behindert werden. Denn es ist so: Wenn du Alkohol trinkst, beschäftigt sich dein Körper zuerst damit diesen abzubauen und stellt alle anderen zu erledigenden Aufgaben hinten an. Außerdem schädigt der Alkohol langfristig deine Organe und ruiniert so deine Gesundheit. Bereits nach kurzer Zeit wirst du merken, dass es dir wesentlich leichter fällt, an Gewicht zu verlieren, wenn du deinen Alkoholkonsum minimierst.

Crash-Diäten
Crash-Diäten sind, wie bereits erwähnt, unwirksam. Ich möchte hier noch einmal wiederholen, dass sie deinem Körper schaden und deinen Stoffwechsel ausbremsen. Setze nie wieder auf eine solche Diät! Befolgst du die strikten Diätregeln, animierst du deinen Körper dazu auf Sparflamme zu schalten. Alle nicht lebensnotwendigen Prozesse werden gedrosselt, sodass du wesentlich weniger Energie verbrauchst. Dein Körper passt sich so der stark reduzierten Energiezufuhr an.

Im Endeffekt führt eine Crash-Diät also zur Verlangsamung bzw. Ausbremsung deines Stoffwechsels. Damit erreichst du das genaue

Gegenteil dessen, was das eigentliche Ziel ist, nämlich deinen Stoffwechsel auf Touren zu bringen.

5. Schritt:
Dein Ziel: Ein optimal funktionierender Stoffwechsel

Woran kannst du nun erkennen, ob dein Stoffwechsel optimal funktioniert und wie äußert sich das körperlich? Wenn dein Stoffwechsel optimal funktioniert, hast du eine gute und regelmäßige Verdauung. Das erkennst du daran, dass du einen guten Stuhlgang hast, einmal am Tag. Der Stuhl ist weich und du musst nicht drücken, um deinen Darm zu entleeren, sondern der Kot flutscht ganz einfach und ohne Anstrengung aus deinem Darm heraus, wenn du auf der Toilette sitzt. Leidest du dagegen öfter unter Verstopfung oder Durchfall, ist das ein Zeichen dafür, dass dein Stoffwechsel nicht auf Touren ist.

Ein stabiles Körpergewicht zeigt dir ebenfalls an, dass du einen gut funktionieren Stoffwechsel hast. Wenn du schnell zunimmst, ist dein Stoffwechsel wahrscheinlich eher schläfrig und träge. Ist es für dich aber nahezu unmöglich zuzunehmen, zeigt das, dass dein Stoffwechsel fleißig arbeitet. Ein aktiver Stoffwechsel leitet alle Energiereserven sofort an die Muskeln weiter, die die Energie verwerten. So können erst gar keine

Fettpölsterchen entstehen.

Wie sehen denn deine Essgewohnheiten aus? Hast du häufig Hunger und isst recht viel und bist dabei auch noch recht schlank? Das ist ein gutes Zeichen! Ein guter Appetit deutet darauf hin, dass die aufgenommene Nahrung von deinem Körper schnell verstoffwechselt wird und du entsprechend Nachschub brauchst. Wichtig ist natürlich, dass dein sonstiger Lebensstil dazu passt. Das heißt: gesunde Ernährung und ausreichende Bewegung.

Fühlst du dich allerdings oft energielos, müde, schlapp und abgeschlagen? Dann ist das ein Zeichen für einen nicht gut funktionieren Stoffwechsel. Menschen mit einem guten Stoffwechsel fühlen sich ausgeschlafen, energiegeladen und aktiv. Diese Menschen haben eine positive und lebendige Ausstrahlung, voller Lebensfreude. Sie haben Lust sich zu bewegen und können viel essen, ohne zuzunehmen. Wenn dein Stoffwechsel nicht gut läuft, nimmst du sogar zu, wenn du nur wenig isst.

Hast du oft Probleme mit deinem Kreislauf, zum Beispiel morgens nach dem Aufstehen? Wenn du zu schnell aus dem Bett aufstehst, ist dir schwindelig? Dann arbeitet dein Stoffwechsel auf Sparflamme und du fühlst dich körperlich nicht fit. Menschen, die über einen guten Stoffwechsel verfügen, haben keine Probleme mit einem zu niedrigen Kreislauf.

Ein weiteres Kriterium, an dem du gut erkennen kannst, ob dein Stoffwechsel gut funktioniert, ist eine gute Durchblutung deiner Hände und Füße. Leidest du häufig an kalten Händen und Füßen ist das ein untrügliches Zeichen dafür, dass dein Stoffwechsel nicht ausreichend arbeitet. Menschen, die über einen guten und schnellen Stoffwechsel verfügen, haben immer warme Hände und Füße. Sie frieren selten, da der gesamte Körper durch den aktiven Stoffwechsel immer gut durchblutet ist und so alle Körperregionen mit ausreichend Energie versorgt werden.

Schläfst du nachts gut und erholsam? Fühlst du dich morgens energiegeladen und fit? Wenn das so ist, deutet auch das darauf hin, dass dein Stoffwechsel optimal funktioniert. Fühlst du dich allerdings morgens nicht richtig ausgeschlafen, schlapp und müde? Du bist erst nach der ersten großen Tasse Kaffee ansprechbar? Du hast keine Lust dich zu bewegen, sondern bleibst nach Feierabend lieber auf der Couch vor dem Fernsehen liegen? Dann läuft dein

Stoffwechsel nicht richtig und das solltest du unbedingt ändern!

Am äußeren Erscheinungsbild eines Menschen kann man auch sehr gut erkennen, ob der Stoffwechsel gut läuft oder nicht. Wenn du über einen optimal funktionierenden Stoffwechsel verfügst, hast du kräftige und gesund aussehende Haare, deine Fingernägel sind ebenfalls kräftig und stabil, ohne Rillen oder weiße Flecken. Zudem ist deine Haut rosig und du machst allgemein einen gesunden und wachen Eindruck. Das alles kann ein gut laufender Stoffwechsel für dich bewirken.

Eine ganz wichtige Sache, die du unbedingt auch wissen solltest, ist deine Libido, also deine Lust, sexuell aktiv zu sein. Wenn dein Stoffwechsel eingeschlafen ist, wirst du auch keine Lust mehr auf Sex haben. Das ist ein weiterer essenzieller Punkt, der dich dazu motivieren sollte, aktiver zu werden. Läuft dein Stoffwechsel gut, hast du auch wieder mehr Lust dazu, sexuell aktiv zu sein, dann klappt es auch auf der zwischenmenschlichen Ebene im Bett wieder wesentlich besser!

Durch das Ankurbeln deines Stoffwechsels verlierst du zudem automatisch an Gewicht, ohne dass du dich großartig anstrengen musst und immer mit Kalorien zählen beschäftigt bist. Du erhältst ganz von alleine einen gesunden Körper, der sich auf dein Normalgewicht einpendelt.

Wenn du dich in einigen der oben erwähnten Punkte wiederfinden konntest, dann fang an und ändere etwas an deinen Gewohnheiten. Komm runter von der Couch! Wie dir das ganz einfach gelingt, erfährst du im folgenden Schritt.

6. Schritt:
So kurbelst du deinen Stoffwechsel an und aktivierst dein Schlankhormon

In diesem Schritt möchte ich dir verschiedene Möglichkeiten vorstellen, mit denen du ganz einfach deinen Stoffwechsel ankurbeln kannst. Mit ein paar kleinen Gewohnheitsänderungen geht das wie von selbst, du wirst es erleben.

Das aller Einfachste, was aber eine große Wirkung auf deinen Stoffwechsel hat, ist ausreichend zu trinken. Hört sich banal an, aber der Effekt ist riesig. Ohne genügend Flüssigkeit funktioniert in deinem Körper kein einziger Stoffwechselvorgang optimal. Daher ist es wirklich sehr wichtig, dass du darauf achtest, tagsüber genug zu trinken. Koche dir morgens am besten schon mal eine ganze Kanne Kräutertee, die du auch kalt über den Tag verteilt trinken kannst. Stell dir immer eine Flasche Wasser an deinen Arbeitsplatz und nimm dir für unterwegs etwas zu Trinken mit. Reduziere deinen Kaffeekonsum und verzichte auf Softdrinks. Wenn du dir das einmal angewöhnt hast, fällt dir das Trinken viel leichter und dein Stoffwechsel wird besser funktionieren.

Den nächsten guten Tipp von mir wirst du wahrscheinlich nicht gerne hören, aber er ist sehr effektiv. Es geht darum, auf Zucker, Fast-Food und Fertiggerichte weitestgehend zu verzichten. Diese Nahrungsmittel sind extrem arm an Nährstoffen, wie Vitamine, Mineralstoffe und Spurenelemente. Sie machen deinen Darm träge und enthalten in der Regel zu viele Kalorien und künstliche Zusatzstoffe, wie zum Beispiel Geschmacksverstärker, künstliche Aromen und Farbstoffe. Deine Nahrungsmittel sollten möglichst frisch und naturbelassen sein, am besten kochst du selbst, dann weißt du auch ganz genau, was im Essen drin ist.

Wenn du auf der Arbeit mittags in die Kantine gehst, verzichte öfter mal auf den zuckerhaltigen Nachtisch oder bring dir etwas von zu Hause zum Essen mit. Wenn du dir abends etwas Leckeres kochst, mach eine Portion mehr und nimm sie am nächsten Tag mit auf die Arbeit. Das ist besser für deine Gesundheit, als das totgekochte Essen aus der Kantine und du kommst so nicht in Versuchung, doch den süßen Nachtisch zu essen. Nimm dir stattdessen einen Apfel von zu Hause mit.

Steige um auf eine Ernährung mit wenig Kohlenhydraten. Der Vorteil einer Low Carb Ernährung besteht darin, dass du so deinem Körper weniger Zucker einverleibst. Auf diese Weise bleibt dein Blutzuckerspiegel konstant und du bekommst keine Heißhungerattacken auf Süßigkeiten und Co. Dein Stoffwechsel funktioniert besser und konstanter und wird nicht immer durch die extremen Blutzuckerschwankungen irritiert. Probier es einmal selbst aus und du wirst erstaunt sein, welche positiven Wirkungen eine kohlenhydratarme Ernährung auf deine körperliche Verfassung hat.

Damit dein Stoffwechsel in Schwung kommt, solltest du darauf achten genügend pflanzliche Ballaststoffe zu dir zu nehmen. Die kurbeln nicht nur deine Verdauung und Darmtätigkeit an, sondern damit auch deinen Stoffwechsel. Es gibt zwei Arten von Ballaststoffen, das sind zum einen die löslichen und zum anderen die unlöslichen. Lösliche Ballaststoffe haben den Vorteil, dass sie in deinem Darm Flüssigkeit binden. Dadurch quellen sie auf und dein Darm hat etwas zu tun, du fühlst dich für eine ganze Weile angenehm satt. Lösliche Ballaststoffe sind in Hülsenfrüchten, wie zum Beispiel Linsen und Bohnen enthalten. Eine weitere gute Alternative sind Flohsamenschalen. Unlösliche Ballaststoffe sind vor allem in Obst und Gemüse vorhanden.

Eine weitere Nahrungsmittelgruppe, die sich beschleunigend auf deinen Stoffwechsel auswirkt, sind Gewürze. Hier ist besonders der Chili hervorzuheben. Er kann in vielen Gerichten verwendet werden. Weitere verdauungsfördernde Gewürze sind Cayennepfeffer, Ingwer, Kurkuma, Zimt und Kümmel. Durch scharfes Essen wird deine Fettverbrennung beschleunigt und du nimmst einfacher ab.

Grüner Tee kann dir ebenfalls dabei helfen, deinen Stoffwechsel wieder auf Vordermann zu bringen. Die in grünem Tee enthaltenen Inhaltsstoffe haben einen positiven und unterstützenden Charakter und kurbeln deinen Stoffwechsel an.

Ob du es glaubst oder nicht, das richtige Fett kann dir beim Abnehmen helfen. Das Wunderfett ist Kokosöl. Kokosöl kannst du vielfältig einsetzen und es regt besonders gut deinen Stoffwechsel an. Es stärkt außerdem dein Immunsystem und enthält weniger Kalorien als andere Fette. Das sind doch gute Argumente, um das nächste mal, beim Kochen Kokosöl auszuprobieren, findest du nicht auch?

Magnesium ist ein wichtiger Mineralstoff, der in deinem Körper in ausreichender Menge vorhanden sein sollte. Ohne dieses Mineral kann dein Stoffwechsel und somit deine gesamte Fettverbrennung nicht richtig funktionieren. Magnesium kannst du über Nahrungsergänzungsmittel zu dir nehmen oder du isst täglich Bananen und Nüsse, die enthalten ebenfalls viel Magnesium.

Das Hormon Leptin wirkt in deinem Körper wie ein natürlicher Appetitzügler. Dieses Hormon bringt deinen Stoffwechsel ordentlich auf Touren, sodass du mehr Energie verbrennst und gleichzeitig wird dein Hungergefühl reduziert. Ein Helfer, der die Ausschüttung von Leptin in deinem Körper fördert, ist der Mineralstoff Zink. Achte also in Zukunft auf eine ausreichende Versorgung deines Körpers mit Zink. Zink ist unter anderem in größerer Menge in Walnüssen vorhanden.

Das Kurzzeitfasten oder auch intermittierendes Fasten genannt, ist ebenfalls eine gute Möglichkeit, deinen Stoffwechsel anzukurbeln. Es gibt hier mehrere Möglichkeiten, wie man diese Art des Fastens am leichtesten in seinen Alltag integrieren kann. Zu diesem Thema habe ich schon ein ganzes Buch geschrieben, in dem du ausführlich erfährst, welche positiven Auswirkungen das Kurzzeitfasten auf deine Fettverbrennung hat und wie du so einfach und konstant an Gewicht verlieren kannst.

Noch ein weiterer wichtiger Punkt auf der Liste, wie du deinen Stoffwechsel ankurbelst, ist das Vermeiden von zu viel negativem Stress. Stress bringt deinen Körper aus dem Gleichgewicht und das bekommst du zu spüren, indem dein Stoffwechsel auf Sparflamme heruntergefahren wird. Nach einem stressigen Tag sind nachgewiesener Maßen die Insulinwerte im Blut erhöht, wodurch mehr Fett im Gewebe eingelagert wird. Du nimmst an Gewicht zu. Um den Stress in deinem Alltag zu minimieren, ist es sinnvoll eine Entspannungstechnik zu erlernen. Hier bieten sich Autogenes Training, Meditation, Tai Chi oder Qigong als erprobte Techniken zur Stressbewältigung an.

Ein ganz großer Bereich, wenn es um das Thema Stoffwechsel ankurbeln geht, ist natürlich der Sport. Wenn du eher ein Sportmuffel bist, versuche möglichst viel Bewegung in deinen Alltag zu bringen. Lauf die Treppen, anstatt den Aufzug zu nehmen, erledige Besorgungen mit dem Fahrrad, anstatt das Auto zu nehmen, laufe im Büro zu den Kollegen, anstatt sie anzurufen. Besorge dir ein Minitrampolin für deine Wohnung, auf dem du täglich zehn Minuten zu deiner Lieblingsmusik wippst und hüpfst. Mit vielen kleinen Aktionen bewirkst du schon eine ganze Menge.

Machst du schon viel an Ausdauersport, versuche ein gezieltes Krafttraining in deinen Fitnessplan zu integrieren und bei viel Krafttraining solltest du auch Ausdauersport mit einbauen. Eine gute und gesunde Mischung ist das A und O, damit dein Stoffwechsel optimal funktionieren kann. Einen besonderen Kick für deinen Stoffwechsel kannst du mit einem Höhentraining bekommen, dazu musst du allerdings in die Berge fahren. Aber vielleicht kannst du das ja mal im nächsten Urlaub ausprobieren.

Zum Schluss möchte ich dir noch zwei Dinge mitteilen, die sich positiv auf deinen Stoffwechsel auswirken werden. Das sind zum einen Wechselduschen, wobei mir natürlich klar ist, dass du das nicht unbedingt sexy findest, unter einer kalten Dusche zu stehen, aber glaub mir, es ist für deinen Stoffwechsel supereffektiv und du gewöhnst dich schnell an das kalte Wasser. Das zweite, was ich dir noch unbedingt empfehlen möchte, sind Besuche in der Sauna. Saunagänge entspannen deinen Körper unglaublich gut und danach läuft dein Stoffwechsel im Turbogang. Also, auf geht's!

Ich habe dir jetzt einige Methoden vorgestellt, mit denen du deinen Stoffwechsel optimieren kannst. Suche dir aus diesen vielen Möglichkeiten erst mal ein oder zwei aus und teste sie für dich. Beobachte deinen Körper genau, wie er reagiert, und sei geduldig mit dir selbst. Jeder Mensch hat seinen ganz eigenen Körper und der reagiert bei jedem Menschen unterschiedlich. Was für den einen gut klappt, ist für den anderen nicht tauglich. Bleibe neugierig und probiere mehrere Vorschläge aus. Wenn sie funktionieren, behältst du sie bei, ansonsten such dir etwas anderes aus meinen Vorschlägen aus, bis du das Passende für dich gefunden hast. Der Anfang ist immer erst einmal am schwersten, aber wenn du einmal begonnen hast, wird dich das Ergebnis zum Durchhalten motivieren.

7. Schritt:
Schlaf dich schlank

In diesem Schritt möchte ich dir aufzeigen, wie wichtig guter und ausreichender Schlaf für deinen Stoffwechsel ist. Dein Stoffwechsel kann nicht auf Touren kommen, wenn du zu wenig und schlecht schläfst. Das liegt am Sättigungshormon Leptin, das als natürlicher Appetitzügler wirkt. Dieses Hormon kann dein Körper aber nur in ausreichendem Maße bilden, wenn du genug schläfst.

Schlafmangel ist in unserer Gesellschaft weit verbreitet. Viele Menschen glauben, sie kommen problemlos mit nur fünf Stunden Schlaf die Nacht aus. Das ist aber leider ein großer Irrtum. Die Regulation deines Körpers durch Leptin gerät aus dem Gleichgewicht, dein Stoffwechsel schläft ein und du beginnst zuzunehmen.

Du hast es bestimmt selbst schon einmal erlebt. Nach einer kurzen und wenig erholsamen Nacht haben wir am nächsten Tag vermehrt Hunger und neigen dann zu Heißhungerattacken und Fressanfällen. Das liegt daran, dass Leptin nicht in genügender Menge produziert werden konnte, um dem Gehirn zu melden, ich bin satt. Daher achte in Zukunft darauf, nachts sieben bis acht Stunden erholsam zu schlafen.

Die Hauptursachen für Schlafmangel sind Stress, Sorgen, zu wenig Bewegung und falsche Ernährung. Kaum einer von uns kann abends richtig abschalten und wirklich zur Ruhe kommen. Unsere Gedanken sind schon beim nächsten Tag, was wir da alles zu tun und zu erledigen haben. Dabei haben wir eigentlich genug Zeit, wir müssen nur unsere Prioritäten anders setzen. Lass den Fernseher aus und beschäftige dich mit dir selbst, was tut dir gut?

Durch den stressigen Alltag, den viele Menschen leben, bleibt kaum noch Zeit für Entspannung und Müßiggang. Diese Phasen des Nichtstuns und mal die Seele baumeln lassen, kennen viele Menschen gar nicht mehr. Dabei ist es für unser Wohlbefinden essenziell, dass wir gut abschalten können und genug Zeit zur Regeneration haben. Lass es nicht so weit kommen, dass du ein Burnout oder eine Depression bekommst. Entschleunige dein Leben, dann klappt es auch besser mit dem Abnehmen.

Es gibt viele Maßnahmen, die du ergreifen kannst, um deinen Schlaf zu fördern. Im Folgenden stelle ich dir einige davon vor. Entscheide selbst, was für dich stimmig ist und probiere es aus. Du hast nichts zu verlieren, sondern kannst nur Erfahrungen dazu gewinnen.

Zur Entspannung kannst du vor dem Schlafengehen ein heißes Bad nehmen und dabei leise Entspannungsmusik hören. Mach dir einen leckeren Kräutertee und lies ein schönes Buch, anstatt fernsehen zu schauen. Gönne dir eine wohltuende Massage, deine Fußreflexzonen kannst du ganz einfach selbst massieren. Gehe erst ins Bett, wenn du wirklich müde bist, und versuche morgens immer zur selben Zeit aufzustehen. Ein gleichmäßiger Schlafrhythmus erleichtert dir das Schlafen enorm.

Gehe gedanklich am Abend deinen Tag noch einmal durch und erinnere dich an die positiven Ereignisse, die dir das Leben heute geschenkt hat. Du kannst einen kurzen Spaziergang an der frischen Luft machen, das entspannt auch deinen Körper. Entspannungstechniken zu lernen ist mit Sicherheit auch eine gute Idee. Beispiele hatte ich dir ja schon vorgestellt. Leg dir ein Schlafritual zu, welches jeden Abend gleich abläuft. Das erleichtert dir das Einschlafen. Vermeide es, mit vollem Bauch ins Bett zu gehen. Deine letzte, leichte Mahlzeit des Tages solltest du vor achtzehn Uhr einnehmen.

Schau dir mal dein Schlafzimmer genau an. Fühlst du dich da wirklich wohl oder gleicht dein Schlafzimmer eher einer Abstellkammer? Schaffe dir zum Schlafen eine richtige Wohlfühloase, in der du abschalten und dich erholen kannst. Hier haben Fernseher und Computer nichts verloren. Selbst lesen solltest du nicht in deinem Bett, sonder lieber vor dem zu Bett gehen, im Wohnzimmer auf der Couch. Schalte immer auch dein Handy aus, bevor du schlafen gehst. Der Elektrosmog stört deinen erholsamen Schlaf.

Blaue Farben im Schlafzimmer unterstützen dich beim Schlafen, da sie beruhigend wirken. Dekoriere dein Bett schön gemütlich mit großen Kissen und schöner Bettwäsche, sodass du dich abends auf dein Zimmer freust. Verwende Aromadüfte, leise Entspannungsmusik, kurz gesagt alles, was dich dabei unterstützt wirklich innerlich zur Ruhe zu kommen. Ein Apfel neben dem Bett kann ebenfalls deine Nerven beruhigen. Mit Pflanzen solltest du allerdings sparsam sein, da sie in der Nacht genauso wie du Sauerstoff und somit frische Luft benötigen. Lasse daher nachts einfach ein Fenster gekippt, damit schläft es sich besser.

Achte auf eine gute Matratze, damit dein Körper beim Schlafen optimal unterstützt wird. Sorge für genügend Luftfeuchtigkeit im Raum. Lüfte dein Schlafzimmer gut, bevor du schlafen gehst, und achte darauf, dass der Raum zum Schlafen kühl und dunkel ist. So kannst du nachts eine bessere Regeneration deines Körpers sicherstellen.

Ich habe dir hier viele Tipps aufgezählt, die du umsetzen kannst, wenn du unter Schlafmangel leidest oder du generell schlecht schläfst. Ich kann es dir hier nur noch mal ans Herz legen, ändere etwas an deinen Gewohnheiten um deinen Schlaf zu verbessern.

Guter Schlaf ist lebensnotwendig, damit du in Zukunft gesund, fit und leistungsfähig bleibst. Fang mit einer kleinen Änderung an und steigere dich anschließend, du wirst am eigenen Leib merken, wie gut das tut.

8. Schritt:
Zünde deinen Stoffwechselturbo mit Enzymen

Enzyme werden auch als die Zündkerzen des Stoffwechsels bezeichnet und sind von ganz besonderer Bedeutung für deinen gesamten Organismus. Sie sind Biokatalysatoren, die chemische Reaktionen im Körper beschleunigen. Ohne genügend Enzyme kann in deinem Körper kein einziger Stoffwechselprozess ablaufen. Es können keine wichtigen Stoffe, wie zum Beispiel Vitamine und Mineralstoffe verwertet werden.

Um richtig funktionieren zu können, braucht dein Körper Enzyme. Du brauchst sie nicht nur für eine gute Verdauung, sondern auch für alle Stoffwechselvorgänge. Ohne Enzyme wärst du nicht lebensfähig. Aber was genau sind Enzyme eigentlich, fragst du dich jetzt bestimmt und welche Aufgabe haben sie? Enzyme sind komplexe Proteinmoleküle, die von allen lebenden Zellen hergestellt werden, sowohl von tierischen, als auch von menschlichen. Enzyme dienen dazu, die großen Nahrungsmoleküle in kleinere Einheiten zu zerlegen, die dann von deinen Zellen aufgenommen werden können.

Enzyme helfen deinem Körper dabei, die aufgenommene Nahrung zu verdauen und die darin enthaltenen Nährstoffe aus Pflanzenfasern, Kohlenhydraten, Proteinen und Fetten aufzunehmen. Außerdem sind sie an allen chemischen Reaktionen, die in deinem Körper ablaufen, beteiligt. Das sind zum Beispiel die Beseitigung von Giften und Abfallstoffen, die Unterstützung deines Immunsystems und die Regeneration deines Gewebes sowie deiner Zellen. Einfach auf den Punkt gebracht heißt das, erst Enzyme bringen deinen Körper und somit deinen Stoffwechsel so richtig in Fahrt.

Weitere positive Wirkungen von Enzymen sind die, dass sie deine Verdauung ganz allgemein wesentlich verbessern, dadurch wird dein Stoffwechsel beschleunigt und das hilft dir ganz enorm dabei, Gewicht zu verlieren. Auf diese Weise wird dein Körper entlastet und du bekommst mehr Energie, sodass du dich viel besser und energiegeladen fühlst. Die Auswirkungen des Alterns verringern sich, dein Immunsystem wird unterstützt und einer Menge Krankheiten wird so vorgebeugt.

Leider hat jeder Mensch nur einen begrenzten Vorrat an Verdauungsenzymen zur Verfügung. Früher glaubte man, dass der Vorrat unbegrenzt ist und für das ganze Leben ausreicht, aber leider ist das nicht so. Mittlerweile konnte nachgewiesen werden, dass der Körper über den Schweiß und körperliche Schlacken Verdauungsenzyme verliert. Auch verlangsamt sich mit der Zeit durch den Alterungsprozess, die Produktion von neuen Verdauungsenzymen.

Unsere heutige moderne Lebensweise richtet durch freie Radikale in unseren Körpern großen Schaden an. Wir sind hauptsächlich auf Bequemlichkeit aus, was zu wenig Bewegung und einer falschen Ernährung führt. Wir konsumieren stark belastete und verarbeitete Nahrungsmittel, jede Menge Fertiggerichte und benutzen meistens für die Essenszubereitung die Mikrowelle. Diese Verhaltensweisen führen zu einem beschleunigten Prozess der vorzeitigen Alterung. Der Prozess, der durch die freien Radikale entsteht, hat negative Auswirkungen auf alle deine lebenswichtigen Vorgänge im Körper, da die Fähigkeit Enzyme zu produzieren stark verringert wird. Das bedeutet im Klartext, du wirst schneller alt. Enzyme können in drei große Hauptkategorien unterteilt werden:

1. Stoffwechselenzyme
Stoffwechselenzyme produziert unser Körper in seinen Zellen selbst. Sie kommen im gesamten

Körper vor, in den Organen, den Knochen und im Blut. Stoffwechselenzyme erhalten die Funktion deiner Organe, wie zum Beispiel deinem Herz, deiner Lunge und deinem Gehirn.

2. Verdauungsenzyme

Verdauungsenzyme werden in den Speicheldrüsen, der Bauchspeicheldrüse, dem Magen und dem Dünndarm produziert und helfen, die aufgenommene Nahrung in einfache Moleküle aufzuspalten.

3. Nahrungs- und Pflanzenenzyme

Nahrungs- und Pflanzenenzyme kommen in allen naturbelassenen Lebensmitteln vor, die nicht in irgendeiner Form verändert wurden. Das Erhitzen der Lebensmittel über 42 Grad Celsius und das Einfrieren zerstören die darin enthaltenen Enzyme. Nahrungsenzyme haben die gleiche Aufgabe, wie Verdauungsenzyme. Sie sind ebenfalls dazu da, die Nahrung zu verdauen. Nahrungsenzyme stammen aus ungekochten, rohen und frischen Lebensmitteln, wie zum Beispiel Gemüse, Salat und Obst. Verdauungsenzyme produziert unser Körper selbst.

Fehlen deinem Körper Enzyme, können Vitamine, Mineralstoffe oder Hormone ihre Aufgabe nicht erfüllen. Viele gesundheitliche Probleme lassen sich auf einen Mangel an enzymatischer Aktivität zurückführen. Ist die Enzymaktivität in deinem Körper zu gering, können deine Verdauungsorgane nicht richtig arbeiten. Das Ergebnis sind zahlreiche Verdauungsstörungen, die sogar zu einer Resorptionsstörung von Vitalstoffen führen kann. Das heißt, dein Körper kann Vitamine, Mineralstoffe und Spurenelemente gar nicht aufnehmen, auch wenn du ganz viele dieser Stoffe verzehrst.

Die tägliche Nahrung, die du zu dir nimmst, sollte reich an Enzymen sein. Iss daher viel frisches Gemüse, Salate und Obst, hier sind viele enzymatisch aktive Stoffe enthalten. Dass das Kochen und Einfrieren die Enzyme zerstört, habe ich dir ja schon erzählt. Am besten verzehrst du so viele Lebensmittel wie möglich in rohem Zustand, hier sind noch alle wirksamen Enzyme enthalten. Falls du über die Jahre einen großen Enzymmangel aufgebaut hast und rohe Lebensmittel nicht so dein Ding sind, kannst du auch auf enzymatisch aktive Lebensmittelkonzentrate oder Nahrungsergänzungsmittel zurückgreifen. Damit bringst du deinen Körper wieder ins Gleichgewicht und dein Stoffwechsel funktioniert optimal.

9. Schritt:
Mit intermittierendem Fasten zur Traumfigur

Das intermittierende Fasten auch Kurzzeitfasten genannt, ist eine einfache Methode der Ernährung. Du kannst sie problemlos in deinen Alltag integrieren und dauerhaft anwenden. Diese Ernährungsform ist absolut alltagstauglich und du musst nicht deine komplette Ernährung umstellen oder gar hungern. Du brauchst also auf nichts zu verzichten!

Die Methode des Kurzzeitfastens hat nichts mit dem klassischen Heilfasten zu tun. Beim Heilfasten verzichtet man für einen gewissen Zeitraum komplett auf jede Nahrung. Beim Wasserfasten trinkt man nur Wasser und beim Saftfasten trinkt man nur frische Säfte. Das kannst du aber nur machen, wenn du mal komplett aus deinem Alltag heraus gehst und sonst nichts anderes machst, als dich auszuruhen und du dich nicht körperlich anstrengen musst. Für das Heilfasten machst du am besten einen Kururlaub, wo du viel Zeit und Ruhe hast.

Das Kurzzeitfasten ist auch bekannt unter den Worten Teilzeitfasten, Intervallfasten, periodisches Fasten oder auch als intermittierendes Fasten (aus dem englischen). Das Wort intermittierend bedeutet unterbrechen und bezieht sich darauf, dass das Fasten immer wieder in einem bestimmten Rhythmus unterbrochen wird. Es gibt verschiedene Methoden des Kurzzeitfastens, die alle einen anderen Essens- und Fastenrhythmus haben. Es kommt hier nicht so darauf an, was du isst, sondern der Schwerpunkt ist der Zeitpunkt, wann du isst.

Diese Fastenmethode eignet sich nicht nur zur Gewichtsreduktion, sondern ist auch eine Allzweckwaffe gegen alle Zivilisationskrankheiten. Bereits in den 30er Jahren hat sich das Kurzzeitfasten als eine einfache und effektive Methode bewährt, die sowohl eine positive gesundheitsfördernde Eigenschaft hat, als auch ein Ernährungskonzept zur dauerhaften Gewichtsreduktion ist. Darüber hinaus haben Studien gezeigt, dass diese Ernährungsweise vielen Krankheiten vorbeugen kann, wie zum Beispiel Herz-Kreislauf-Erkrankungen, Diabetes, Bluthochdruck oder Depressionen. Durch die erhöhte Fettverbrennung normalisiert sich der Blutdruck und Entzündungsprozesse werden gehemmt.

Beim Kurzzeitfasten geht es darum, möglichst regelmäßige Zeiten einzuhalten. In einem bestimmten Zeitfenster darf gegessen werden und in einem anderen Zeitfenster wird dann gefastet. Essen und Fasten wechseln sich in einem bestimmten Rhythmus ab. Es gibt auch Methoden, in denen die Zyklen wechseln. So kommt es nicht zu Heißhungerattacken und Schwächegefühlen. Das ganze Prinzip hört sich erst mal etwas verwirrend und kompliziert an, aber in der Umsetzung ist es wirklich kinderleicht. Ich werde dir die einzelnen Methoden weiter unten ganz genau erklären.

Der große Vorteil des Kurzzeitfastens ist der, dass du damit deinen Stoffwechsel so richtig auf Touren bringen kannst. Selbst hartnäckige Fettdepots wirst du auf diese Weise los. Dein Stoffwechsel und im Besonderen dein Fettstoffwechsel wird mit dieser Methode angekurbelt. Dein Körper bekommt wieder mehr Zeit für die Verdauung und eine längere Ruhepause, um alle im Darm verbliebenen Nahrungsreste abzubauen. Du wirst also in regelmäßigen Abständen von innen sauber gemacht. Generell solltest du zwischen deinen Mahlzeiten eine längere Pause machen, damit die Verdauungsarbeit deines Körpers auch gut funktionieren kann.

Kommen wir nun zu den verschiedenen Methoden, die es beim Kurzzeitfasten gibt:

16/8 Leangains Methode
Der Fastenrhythmus sieht hier folgendermaßen aus: Die Zahlen „16/8" stehen für die zwei Zeiträume, in denen du fastest und isst. Auf eine 16-stündige Periode ohne (oder stark reduzierte) Nahrungsaufnahme folgt die 8-stündige Phase der Nahrungsaufnahme. Konkret: Bei der 16/8-Fasten-Methode legst du deinen gesamten Kalorienbedarf in einen Zeitraum von 8 Stunden. Innerhalb dieser 8 Stunden nimmst du deine normalen Mahlzeiten ein. Auf die 8-stündige Phase der Kalorienaufnahme folgt erneut die 16-stündige Fastenphase.

Ein Zeit Beispiel: Du fastest von 18 Uhr abends bis 10 Uhr morgens und nimmst alle Kalorien zwischen 10 Uhr morgens und 18 Uhr abends auf. Dein Abendessen findet spätestens um 18 Uhr statt und am nächsten Morgen frühestens um 10 Uhr isst du dein Frühstück.

20/4 Warrior Diet
Die ursprüngliche Idee dieser Methode ist es, sich mehr an den eigenen Instinkten zu orientieren. Das Zeitfenster für Mahlzeiten beträgt hierbei vier Stunden pro Tag. Du fastest 20 Stunden und kannst dann in einem Zeitfenster von 4 Stunden essen. Da du tagsüber meistens durch deine Arbeit abgelenkt bist, legst du am besten

die 4 Stunden Nahrungsaufnahme auf die frühen Abendstunden. Richte dies nach deinen Gewohnheiten aus, nach deinen alltäglichen Tätigkeiten oder nach dem, wie es für dich am besten funktioniert und du es dir einrichten kannst. Das solltest du individuell ausprobieren.

36/12 Methode

Diese Methode wird auch als Alternate Day Fasting (ADF) bezeichnet. Dabei gibt es einen Wechsel von Tagen, an denen normal gegessen wird und Tagen mit stark eingeschränkter Kalorienzufuhr.

Du isst beispielsweise an einem Montag innerhalb einer Periode von 08:00 Uhr bis 20:00 Uhr. Ab diesem Zeitpunkt fastest du mit einer reduzierten Kalorienzufuhr von ca. 400 Kilokalorien pro Tag, wenn dein täglicher Energiebedarf bei ca. 2000 Kilokalorien liegt, über den Dienstag bis Mittwoch 08:00 Uhr. Dann beginnt der Rhythmus wieder von vorne. So kommst du auf eine Fastenzeit von 36 Stunden und hast dann ein Zeitfenster von 12 Stunden zur Verfügung, um etwa drei Mahlzeiten zu dir zu nehmen.

5/2 Methode

Diese Fastenmethode für 24 Stunden ist auch unter der Bezeichnung Eat Stop Eat bekannt.

Möchtest du viel Gewicht verlieren und dein Hungergefühl trainieren, dann ist diese Methode ideal für dich. Es wird empfohlen, sie ein bis zweimal pro Woche durchzuführen. An 5 Tagen der Woche darfst du normal essen und an 2 Tagen wird vollständig gefastet. Die 24 Stunden, in denen du fastest, kannst du frei wählen.

Das könnte dann wie folgt aussehen: Wenn du gerne ausgedehnt frühstückst, fängt deine Fastenperiode danach an. Du kannst aber genauso gut nach dem Mittag- oder Abendessen mit dem Fasten anfangen. Es ist hierbei nur wichtig für dich zu beachten, dass du die vorgegebenen 24 Stunden einhältst.

Noch mal zusammengefasst: Beim Kurzzeitfasten geht es im Kern darum, eine zeitliche Veränderung deiner Essgewohnheiten zu erreichen. Der Schwerpunkt liegt hier nicht so sehr darauf, was du isst. Vielmehr ist das Ziel, den Zustand, in dem du nüchtern bist auszuweiten, damit dein Körper seine Fettzellen verbrennt und nicht die Kohlenhydrate aus der Nahrung. Das hat auch noch den Vorteil, dass dein Körper mal zur Ruhe kommt und diese nahrungslose Zeit nutzen kann, um dich innerlich sauber zu machen.

In der Fastenphase werden Muskeln aufgebaut, giftige Stoffe abgebaut und Fett verbrannt. Unser Körper ist schon ein Meisterwerk der Natur. Wenn wir ihn bei seiner Arbeit unterstützen, dankt er es uns mit guter Gesundheit. Ich hoffe, ich konnte dich mit diesen Argumenten davon überzeugen, das Kurzzeitfasten mal selber auszuprobieren! Benötigst du für die Umsetzung eine genaue Schritt-für-Schritt Anleitung, dann gehe jetzt auf www.amazon.de und gebe in das Suchfeld den Titel „Kurzzeitfasten für Anfänger" und meinen Namen (Mario Dinges) ein.

10. Schritt:
Die 33 besten Fatburner die deinen Stoffwechsel beschleunigen

Fatburner-Lebensmittel: Obst

1. Äpfel
Äpfel enthalten viel Vitamin C, Magnesium, Kalium und Pektin. Pektin, ein Ballaststoff, hat positive Auswirkungen auf dein Immunsystem und auf deine Fettverbrennung. Äpfel halten so den Blutzuckerspiegel stabil und verhindern dadurch, dass zu viel Insulin, das „Dickmacherhormon", ausgeschüttet wird. Die wertvollsten Nährstoffe sitzen direkt unter der Schale, darum solltest du die Schale immer mitessen.

2. Ananas
Ananas wirken durch ihren hohen Anteil an Kalium stark entschlackend und entwässernd. Deine Nierentätigkeit wird dadurch angeregt und leitet vermehrt Giftstoffe aus deinem Körper aus. Das in der Ananas enthaltene Enzym Bromelain unterstützt deinen Eiweißstoffwechsel und hilft dir bei der Eiweißverdauung.

3. Beerenobst
Beerenobst, wie zum Beispiel Erdbeeren, Brombeeren oder Himbeeren enthalten Quellstoffe, die für ein gutes Sättigungsgefühl sorgen. Sie enthalten viel Vitamin C und kurbeln so die Fettverbrennung an.

4. Birnen
Birnenschalen binden kleinere Fettmengen und Cholesterin, also bitte dieses Obst nicht schälen. Birnen haben, wie Äpfel, einen hohen Pektinwert. Dieser Ballaststoff ist unverdaulich und erhöht so das Nahrungsvolumen, man ist länger satt.

5. Drachenfrucht (Pittaya)
Die Drachenfrucht ist sehr kalorienarm und enthält nur wenig Zucker. Sie besteht zu über 90 Prozent aus Wasser und wirkt daher sättigend auf deinen Körper. Die kleinen Kerne in der Drachenfrucht fördern außerdem deine Verdauung.

6. Grapefruit
Grapefruits enthalten eine Menge Bitterstoffe, die wie ein natürlicher Appetitzügler wirken. Ein Glas Grapefruitsaft vor der Hauptmahlzeit sorgt dafür, dass du weniger isst. Außerdem verbessern sie deine Durchblutung und kurbeln

deine Verdauung an.

7. Kiwi
Kiwis sind echte Stoffwechsel-Booster, da sie jede Menge Vitamin C und Magnesium enthalten. Diese Fitness-Frucht hat jede Menge Fatburner-Qualitäten im Gepäck.

8. Orange
Die Orange enthält für den Menschen unverdauliche Bestandteile und Pflanzenfasern, die hervorragend sättigen. Außerdem ist Vitamin C für deinen Körper ein natürlicher Fatburner.

9. Papaya
Papayas wirken auf deinen Körper entwässernd und haben eine antioxidative Wirkung. Außerdem haben Papayas einen hohen Anteil an Ballaststoffen und sind sehr kalorienarm. Sie sind reich an Vitamin A, B und C, enthalten Eisen, Phosphor und Kalzium. Das ist ideal um Gewicht zu verlieren, zusätzlich helfen sie bei Cellulitis.

10. Zitrone
Die Zitrone ist das Fatburner-Lebensmittel schlechthin. Sie enthält viel Vitamin C und jede Menge gesunde Pflanzenstoffe. Zudem wird die Zitrone von deinem Körper basisch verstoff-

wechselt und trägt so zur Entgiftung deines Körpers bei.

Fatburner-Lebensmittel: Gemüse

11. Algen
Algen sind wahre Allroundtalente aus dem Meer. Sie liefern deinem Körper pflanzliches Eiweiß und enthalten alle Vitamine sowie über vierzig Mineralstoffe und Spurenelemente.

12. Artischocken
Artischocken sind, bedingt durch den Wirkstoff Cynarin, ein super Fatburner-Lebensmittel. Cynarin beschleunigt die Verdauung, es hilft daher beim Entschlacken und der Fettstoffwechsel wird ordentlich angekurbelt.

13. Avocado
Avocados haben zwar viele Kalorien, aber auch wieder viele Ballaststoffe. Daher kann dir die Avocado beim Abnehmen helfen. Sie enthält das Kohlenhydrat Mannoheptulose, das deine Blutzuckerspiegel senkt und so das dickmachende Insulin im Zaum hält. Vier halbe Avocados in der Woche sind das perfekte Mass.

14. Brokkoli
Brokkoli enthält eine ganze Reihe an gesunden

Inhaltsstoffen, wie zum Beispiel Magnesium, Kalzium, Eisen, Kalium und Chrom. Unter seinen Verwandten Kohlsorten ist er wahrscheinlich der gesündeste, denn seine Inhaltsstoffe sind für den Fettabbau in deinem Körper unverzichtbar.

15. Champignons
Champignons und alle anderen Pilze enthalten wenig Zucker und den gilt es ja, beim Abnehmen zu reduzieren. Sie enthalten viel Eiweiß und eine Menge Mineralstoffe, wie zum Beispiel Kalium, Eisen, Phosphor und Niacin, daher sind sie ideal zum Abnehmen geeignet.

16. Chicorée
Chicorée ist reich an Inhaltsstoffen, wie zum Beispiel Vitamin C, Kalzium, Magnesium, Eisen, Kalium, Vitamin A, Folsäure, Zink und Mangan, die das Fett zum Schmelzen bringen. Eine weitere gute Eigenschaft des Fatburner-Lebensmittels ist der enthaltene Bitterstoff Intybin. Er kurbelt die Verdauung und den Stoffwechsel an, dadurch werden Fette besonders gut verdaut.

17. Fenchel
Fenchel hat ebenfalls wenig Zucker und dabei noch einen sehr frischen Geschmack. Man kann

ihn roh knabbern oder als Pfannengemüse essen. Fenchel fördert die Fettverbrennung in deinem Körper, regt deinen Stoffwechsel an und reguliert deine Blutfettwerte. Er verbessert deine Durchblutung und wirkt gegen Darmkrämpfe.

18. Karotten
Karotten halten durch ihre vielen Ballaststoffe deinen Darm gesund und machen lange satt. Du kannst sie auch gerne roh essen. Eine mittelgroße Karotte deckt deinen kompletten Tagesbedarf an Vitamin A bzw. Beta-Carotin ab, was auch noch gut für deine Augen ist.

19. Paprika
Paprika hat wenig Kalorien, dafür aber viel Vitamin C und E. Diese Vitamine kurbeln deine Fettverbrennung an und stärken dein Immunsystem. Deine Magensaftbildung wird angeregt, Gärprozesse in deinem Darm gehemmt und auf deinen Verdauungstrakt wirkt Paprika entkrampfend. Das hilft dir dabei, gesund abzunehmen.

20. Rettich & Radieschen
Rettich und Radieschen enthalten viele Mineralstoffe, wie zum Beispiel Kalium, Magnesium, Kalzium und viel Vitamin C. Diese kleinen

Scharfmacher zählen zu den Fatburner-Lebensmitteln, da sie deine Verdauung anregen und deinen Körper entwässern.

21. Sellerie
Sellerie hat einen Wassergehalt von 93 Prozent, enthält viele Ballaststoffe und eine große Menge an Kalzium. Dieses bindet im Darm die langkettigen Fettsäuren, sodass diese nicht mehr im Gewebe eingelagert werden können. Sie werden ganz einfach wieder ausgeschieden.

22. Spargel
Spargel liefert viele Vitamine, wie zum Beispiel Vitamine A, C und E. Des Weiteren enthält Spargel viel Eisen, Kalzium, Jod und Folsäure. Folsäure ist wichtig für die Bildung der Blutkörperchen und für den Aufbau der DNA, unserer Gene. Er ist sehr kalorienarm und entwässert den Körper sehr gut.

23. Spinat
Spinat enthält die sogenannten Thylakoide, das sind Pflanzenstoffe, die deinen Appetit unterdrücken und dir damit beim Abnehmen helfen. Durch seine extrem niedrige Kaloriendichte ist Spinat wie geschaffen dafür, deine Fettpolster zum Schmelzen zu bringen.

24. Tomaten

Die Tomate ist kalorienarm, sie enthält viel Kalium, was den Blutdruck reguliert und im Körper eingelagertes Wasser ausscheidet. Sie hat einen hohen Wassergehalt, ist reich an Ballaststoffen und sekundären Pflanzenstoffen.

Farburner-Lebensmittel: Kräuter und Gewürze

25. Carob

Carob ist die Schokolade für Schlanke. Es handelt sich hierbei um das Fruchtmark des Johannisbrotbaums, das fast fettfrei ist, reich an Ballaststoffen und Mineralstoffen. Carob schmeckt süßer als Kakaopulver und noch ein bisschen nach Karamell. Es senkt die Blutfettwerte in deinem Körper und steigert die Fettverbrennung.

26. Kräuter

Kräuter haben alle ganz wertvolle Inhaltsstoffe und sind daher wahre Fatburner-Lebensmittel. Sie fördern deine Verdauung, deine Fettverbrennung, aktivieren deinen Stoffwechsel und entwässern deinen Körper.

27. Chili, Peperoni und Cayennepfeffer

Alle drei enthalten das Antioxidans Capsaicin,

das die Fettverbrennung in deinem Körper anregt. Außerdem fördert es deine Verdauung, regt deinen Stoffwechsel an und verringert deinen Appetit. Scharf macht schlank!

28. Zimt und Ingwer
Zimt und Ingwer programmieren deinen Körper auf schlank, da sie die Wärmebildung (Thermogenese) beeinflussen. Das steigert deinen Energieumsatz und die Fettverbrennung. Zudem reduzieren sie die Insulinausschüttung, wodurch weniger Fett von deinem Körper gespeichert wird.

Fettburner-Lebensmittel: Nüsse

29. Mandeln
Mandeln haben zwar viele Kalorien, aber auch sehr viele nützliche Ballaststoffe und somit ein hohes Abnehmpotenzial. Daher solltest du auf keinen Fall auf sie verzichten. Iss pro Tag eine Handvoll davon, dadurch bekommst du ein tolles Sättigungsgefühl und nimmst noch damit ab.

Fettburner-Lebensmittel: Getränke

30. Wasser
Wasser ist ein unschlagbares Fatburner-Lebensmittel, da es deinen Stoffwechsel anregt und kei-

nerlei Kalorien enthält. Deshalb solltest du täglich mindestens 2 Liter Wasser trinken. Du verbrennst sogar 50 Kalorien mehr, wenn du anstatt der 2 Liter Wasser einen halben Liter mehr pro Tag trinkst. Also stell dir deine Flasche Wasser immer in Reichweite.

31. Grüner Tee
Grüner Tee enthält Polyphenole, das sind Pflanzenstoffe, die dafür sorgen, dass weniger Fett aus deiner Nahrung über den Darm von deinem Körper aufgenommen wird. Dazu wird noch die Fettverbrennung angekurbelt und die Wärmebildung (Thermogenese) in deinem Körper stimuliert, was auch wieder Fettzellen schmelzen lässt.

Fettburner-Lebensmittel: Samen

32. Chia Samen
Chia Samen enthalten jede Menge Ballaststoffe, dadurch wird die Aufnahme von Kohlenhydraten in deinem Körper verlangsamt. So wird dein Blutzuckerspiegel konstant gehalten. Deine Verdauung wird angeregt und das wirkt sich positiv auf deine Darmflora aus. Chia Samen quellen in deinem Magen auf und so hast du ein lang anhaltendes Sättigungsgefühl.

Fettburner-Lebensmittel: Öl

33. Kokosnussöl

Kokosnussöl hat einen hohen Gehalt an mittelkettigen Fettsäuren (MCT-Fette). Diese Fette sind wesentlich effektiver als jedes andere Öl, um deinen Stoffwechsel anzukurbeln. Dein Körper ist in der Lage, diese mittelkettigen Fettsäuren, sofort in Energie umzuwandeln, sodass das Fett nicht auf deinen Hüften landet.

Fazit und Geschenk

Für die Umsetzung der hier aufgeführten Ratschläge solltest du dir selbst Zeit geben und nicht ungeduldig werden. Die Änderungen des persönlichen Lebensstils erfordern Zeit und gehen nicht von heute auf morgen. Gehe langsam und Schritt für Schritt vor und probiere viele Dinge aus. Nur so wirst du auf Dauer herausfinden, was für dich ideal ist und was nicht. Gehe dabei liebevoll mit dir selbst um und sei ehrlich zu dir. Wenn etwas nicht stimmig ist und du dich damit nicht wohlfühlst, solltest du nicht daran festhalten, sondern eine andere Variante ausprobieren.

Ich hoffe, ich konnte dir mit meinen wertvollen Tipps helfen, deinem Traumgewicht einen großen Schritt näher zu kommen. Darüber würde ich mich riesig freuen. Du selbst hast es in der Hand, etwas an deiner Situation zu ändern, den richtigen Ratgeber dazu hast du ja jetzt gelesen. Ich wünsche mir für dich, dass ich dich dazu motivieren konnte, es selbst auch mal auszuprobieren. Das Einzige, was du verlieren kannst, sind deine Pfunde. Dein ganzer Körper wird es dir danken. Es sind oft nur die Gewohnheiten, die du ändern musst, um dein Ziel zu erreichen.

Vielleicht fällt es dir leichter zu beginnen, wenn du dir der Vorteile und Auswirkungen die auf dich warten bewusst wirst. Das ist auf jeden Fall ein Ansporn heute noch zu beginnen. Aus meiner Erfahrung kann ich dir sagen, dass man sich mit einem Thema oft mehrmals beschäftigt, bis es fest im Alltag implementiert ist.

Hast du es geschafft deinen Stoffwechsel zu beschleunigen und damit abzunehmen, dann erzähle möglichst vielen von deinem Erfolg. Behalte dein Wissen und deine Erfahrungen nicht für dich. Hilfst du anderen Menschen damit, bekommst du auch wieder etwas zurück. Dann werden wir alle zusammen glücklicher und gesünder miteinander leben.

Es ist ganz einfach:
Gehe jetzt auf www.amazon.de für deine wertvolle Rezension. Gebe in das Suchfeld den Titel „Stoffwechsel beschleunigen" und meinen Namen (Mario Dinges) ein. Klicke auf das Buch und dann auf „Kundenrezension verfassen". Schreibe einfach in wenigen Sätzen, wie dir das Buch helfen konnte oder was dir gefallen hat. Als Dankeschön dafür erhältst du ein von mir bereits veröffentlichtes E-Book geschenkt. Welches du haben möchtest, kannst du frei wählen.

Sobald du die Rezension abgegeben hast, schicke mir einfach eine E-Mail an: <u>rezensionen@1fachgesund.de</u> und ich lasse dir dann das E-Book zukommen. Vielen Dank schon mal vorab!

1fachGESUND

Kennst du schon meinen Blog
www.1fachgesund.de ?

Dort stelle ich dir einfache und alltagstaugliche Wege vor, die dir helfen, wenn du:

- **abnehmen** möchtest

- dich von deinen **Krankheiten befreien** möchtest

- dich **gesund ernähren** möchtest

- deine Gewohnheiten in **gesunde Gewohnheiten** ändern möchtest

- oder einfach nur **gesund und fit** werden möchtest

Mein Wissen und meine Erfahrungen wie ich diese Ziele erreicht habe, möchte ich dir dort gerne weitergeben.

Das Besondere an www.1fachgesund.de ist, dass du nicht nur von meinen Erfahrungen und meinem Wissen profitierst. Nein, du erhältst auch immer wieder exklusives Fachwissen aus der großen Hausarztpraxis von Dr. med. Wolfgang Maibach.

Damit du keinen Artikel mit wertvollen Informationen zum Thema 1fachGESUND und meine Buchneuerscheinungen verpasst, gehe jetzt auf:

www.1fachgesund.de

Melde dich für den kostenlosen Newsletter an und du erhältst als Dankeschön ein E-Book geschenkt.

Ich wünsche Dir viel Erfolg und beste Gesundheit dein Leben lang.

Mario Dinges

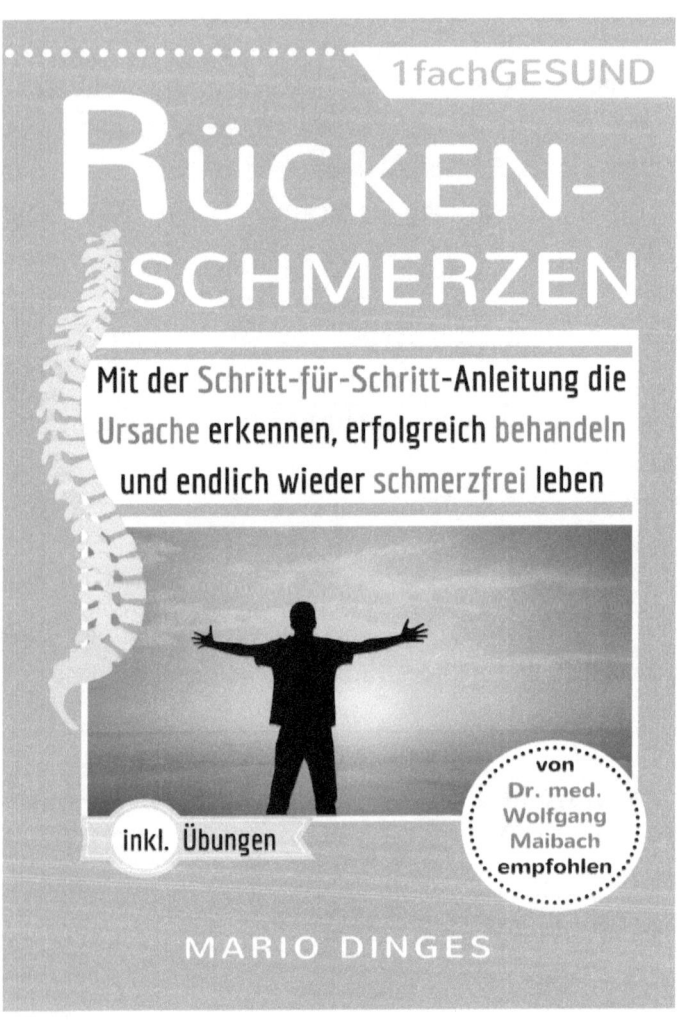

Als Taschenbuch und E-Book bei
www.amazon.de
erhältlich.

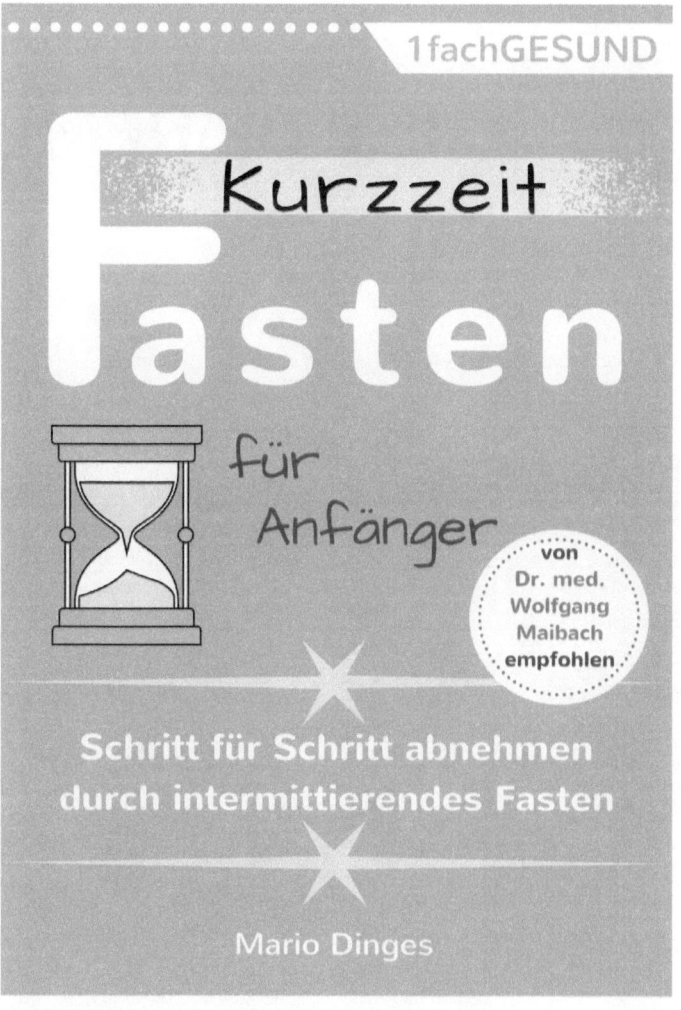

Als Taschenbuch und E-Book bei
www.amazon.de
erhältlich.

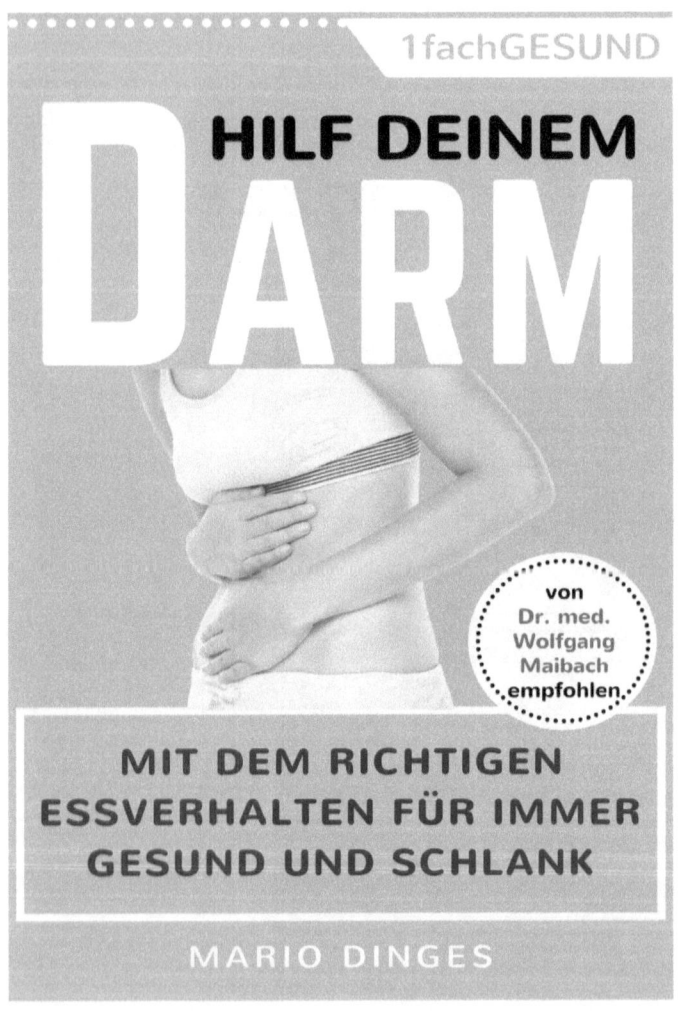

Als Taschenbuch und E-Book bei
www.amazon.de
erhältlich.

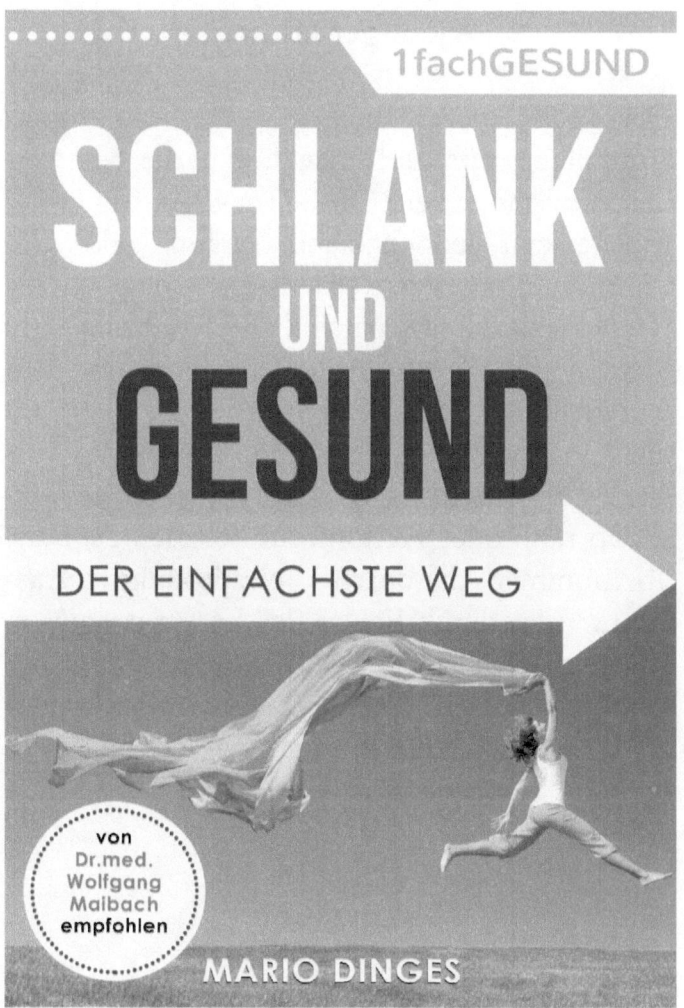

Als Taschenbuch und E-Book bei
www.amazon.de
erhältlich.

Wichtiger Hinweis

Der Inhalt dieses Buches wurde mit größter Sorgfalt geprüft und erstellt. Für die Korrektheit, Vollständigkeit, Qualität und Aktualität der Inhalte kann jedoch keine Garantie oder Gewähr übernommen werden. Der Inhalt dieses Buches spiegelt die persönliche Erfahrung und Meinung des Autors wider und dient nur dem Unterhaltungszweck. Der Inhalt sollte nicht mit medizinischer Beratung und Betreuung verwechselt werden. Es wird keine juristische Verantwortung oder Haftung für Schäden aller Art übernommen, die durch kontraproduktive Ausübung oder durch Fehler des Lesers entstehen. Es kann auch keine Garantie für Erfolg übernommen werden. Der Autor übernimmt daher keine Verantwortung für das Nichterreichen der im Buch geschilderten Ziele.

Impressum

Mario Dinges
In den Gensäckern 15
35428 Langgöns
www.1fachgesund.de
e-mail: mario@1fachgesund.de

www.ingramcontent.com/pod-product-compliance
Lightning Source LLC
Chambersburg PA
CBHW020450220526
45464CB00002B/937